MW01629204

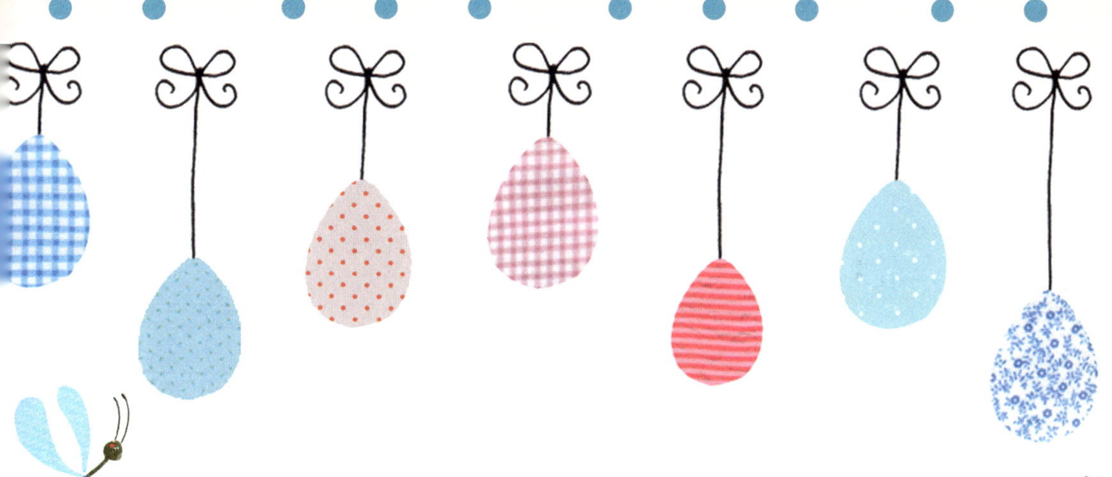

Cuéntame mamá®

tu embarazo y mi primer año

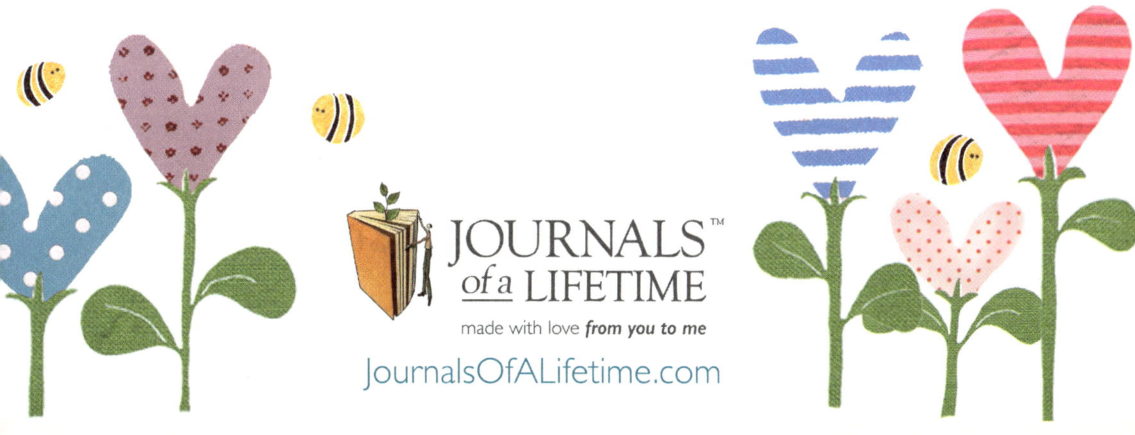

JOURNALS™ of a LIFETIME
made with love *from you to me*
JournalsOfALifetime.com

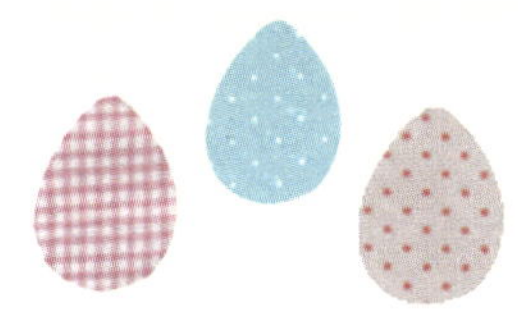

Cuéntame mamá®
- tu embarazo y mi primer año

Este libro te ayudará a recopilar las vivencias de tu embarazo y del primer año de tu bebé. Es una oportunidad para escribir tus sentimientos y recuerdos, mientras descansas, tan sólo dedicándole media hora a la semana. A tu hijo/a le encantará que se lo cuentes y será un legado único para cuando sea mayor.

Escribirás tus experiencias vividas desde el embarazo hasta el primer año de tu bebé y recordarás tus vivencias únicas e irrepetibles. El cambio que experimenta tu cuerpo, el nacimiento de tu bebé y los momentos tan especiales vividos con él/ella, desde sus primeros movimientos a su primera sonrisa, desde las primeras Navidades al primer cumpleaños. Todos estos recuerdos recogidos en este libro, nunca ya caerán en el olvido y tu bebé los tendrá para siempre.

Este libro te permitirá recopilar todas las vivencias de tu embarazo y los momentos más destacados del primer año de vida de tu bebé.

Los hechos que se detallan son del desarrollo general y no son específicos de tu bebé, tampoco constituyen ninguna recomendación profesional.

En ningún caso sustituye a la cartilla médica del bebé.

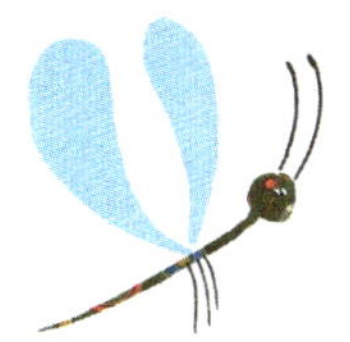

Este libro está dedicado a . . .

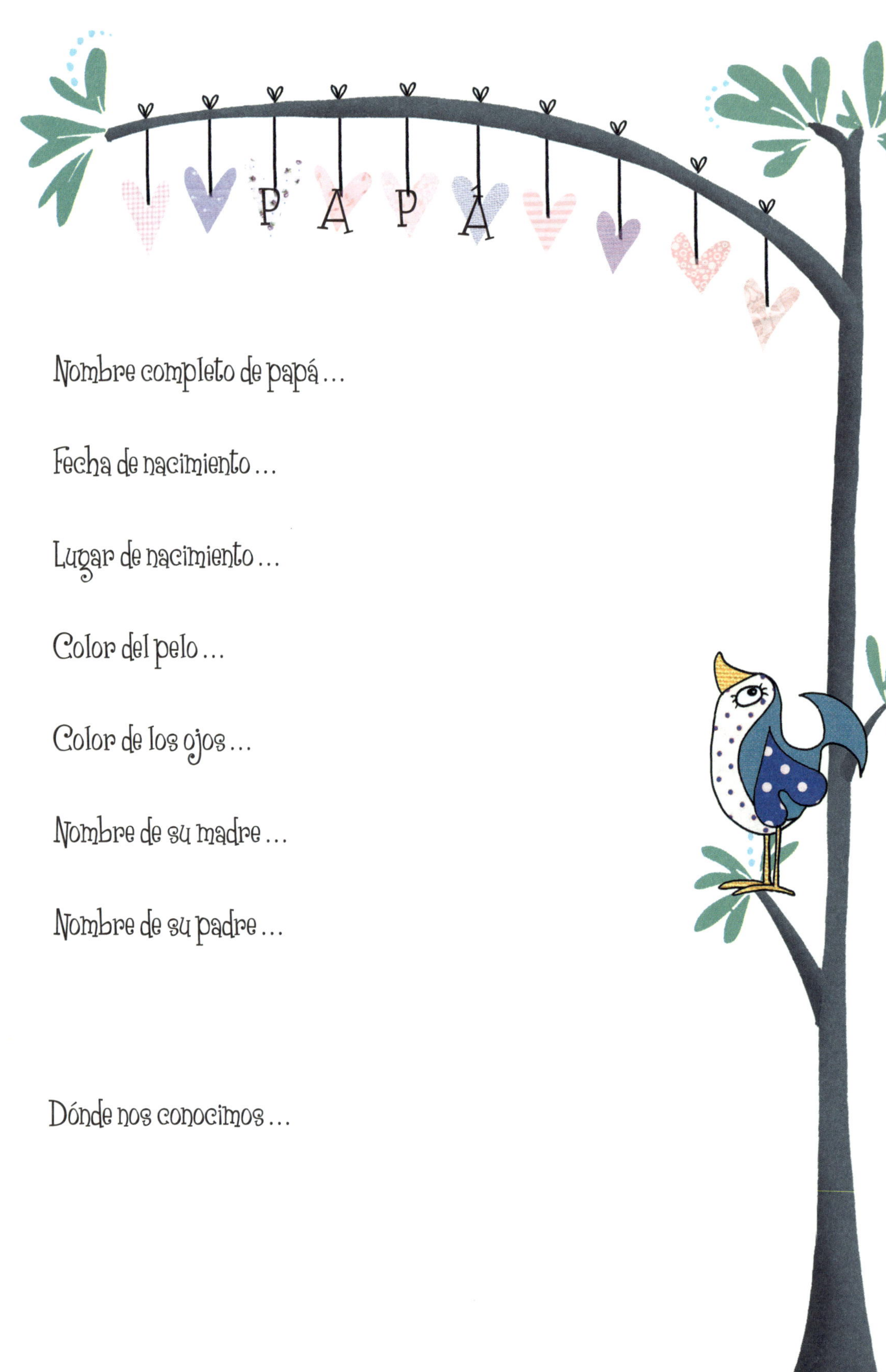

Nombre completo de papá…

Fecha de nacimiento…

Lugar de nacimiento…

Color del pelo…

Color de los ojos…

Nombre de su madre…

Nombre de su padre…

Dónde nos conocimos…

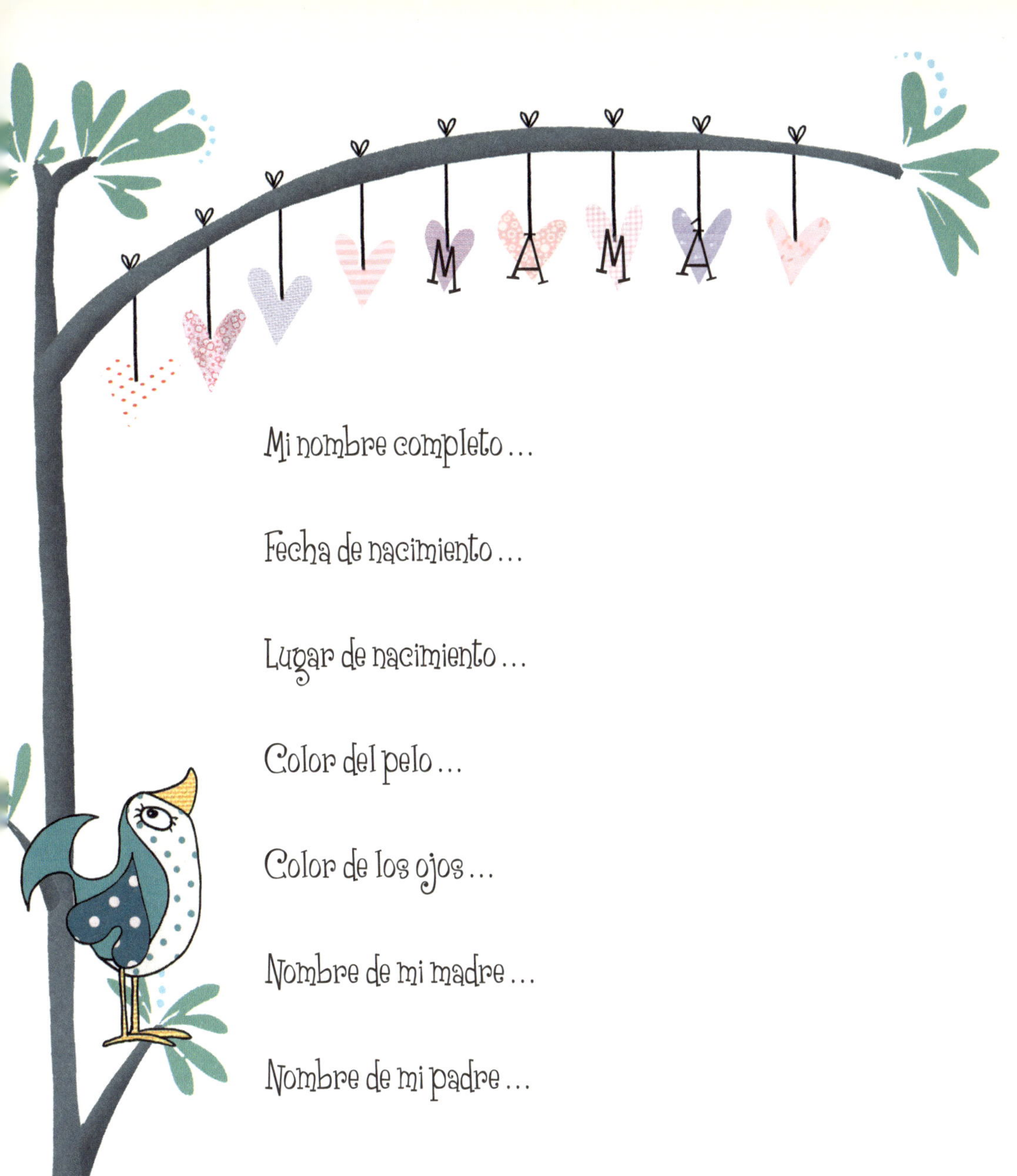

Mi nombre completo…

Fecha de nacimiento…

Lugar de nacimiento…

Color del pelo…

Color de los ojos…

Nombre de mi madre…

Nombre de mi padre…

Cómo nos conocimos…

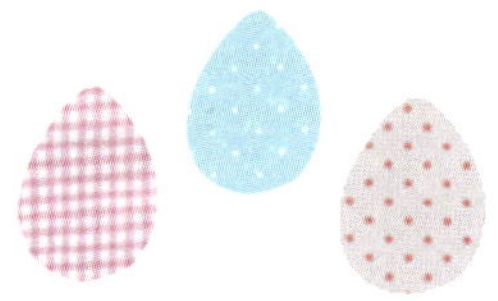

"Antes de que fueras concebido/a yo ya te quería.
Antes de que nacieras ya te amaba.
Antes de tu primera hora de existencia,
yo por ti hubiera dado la vida.
Este es el milagro del amor de madre."

Maureen Hawkins

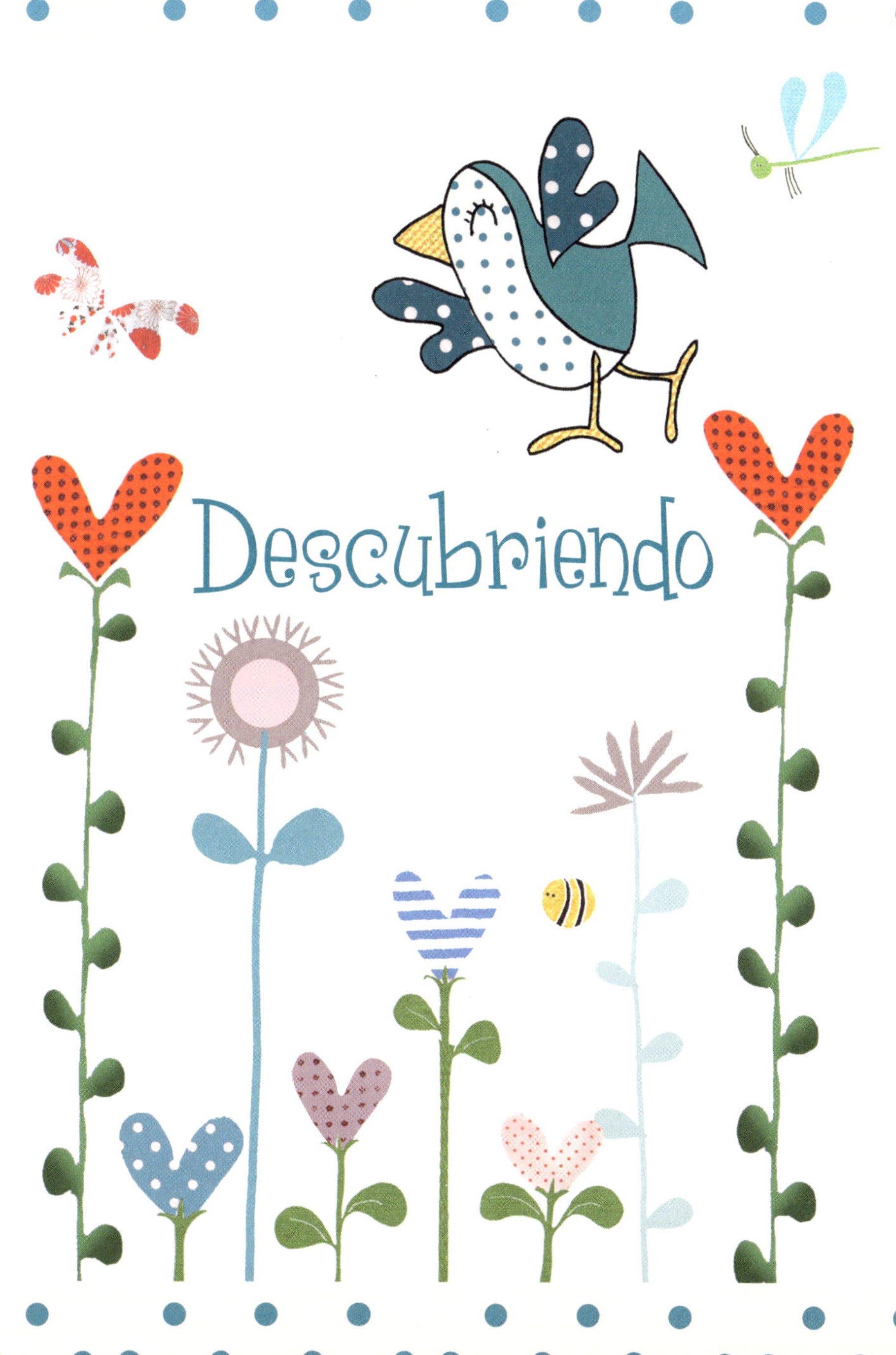
Descubriendo

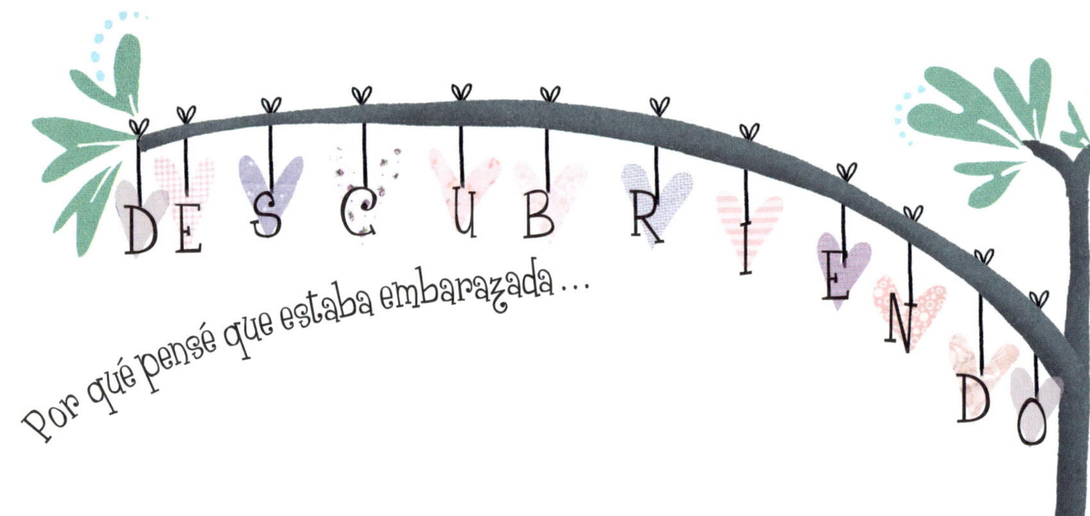

DESCUBRIENDO

Por qué pensé que estaba embarazada…

Cómo descubrí que estaba embarazada…

Cómo me sentí cuando lo supe…

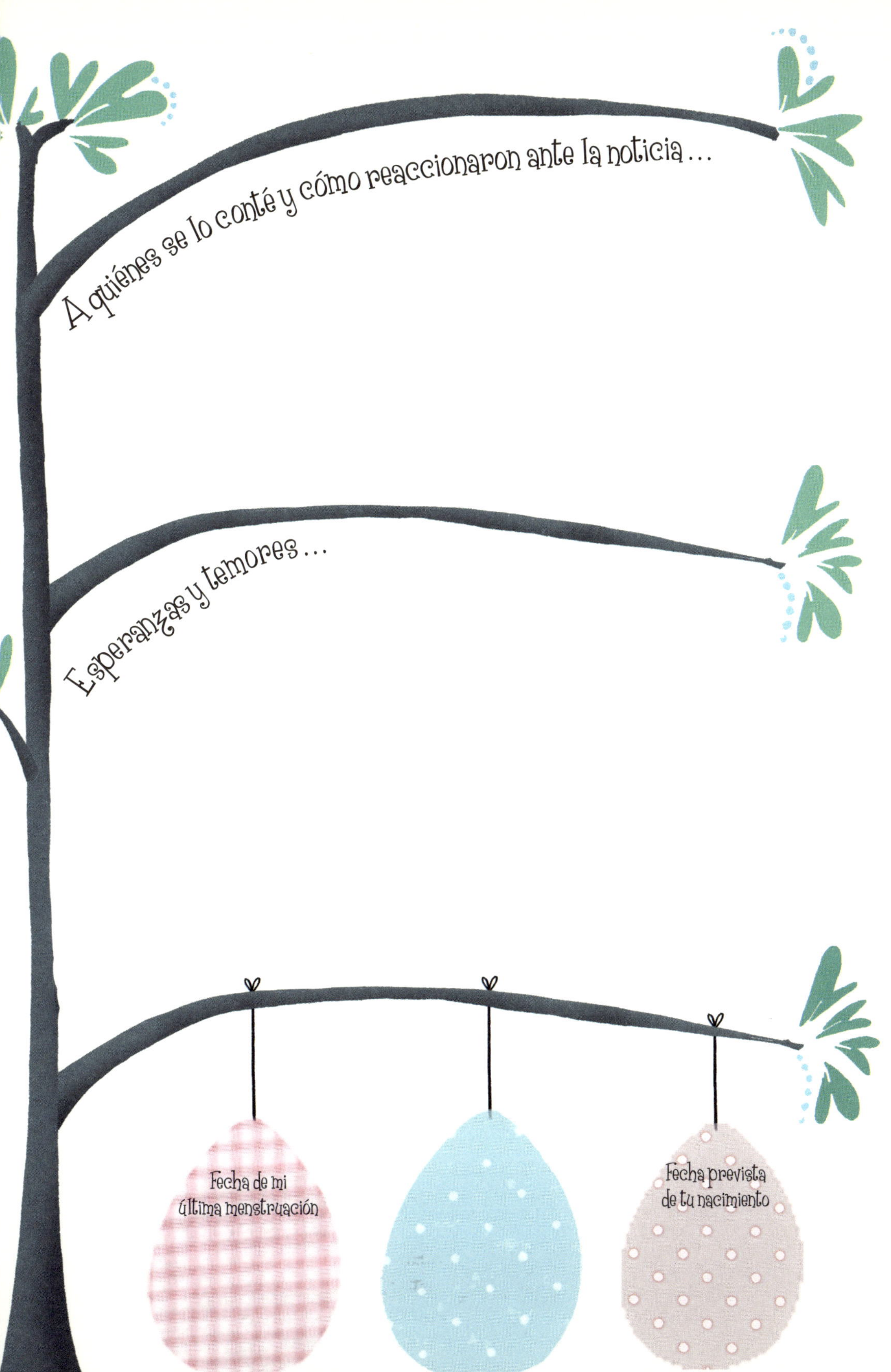
A quiénes se lo conté y cómo reaccionaron ante la noticia...
Esperanzas y temores...
Fecha de mi
última menstruación
Fecha prevista
de tu nacimiento

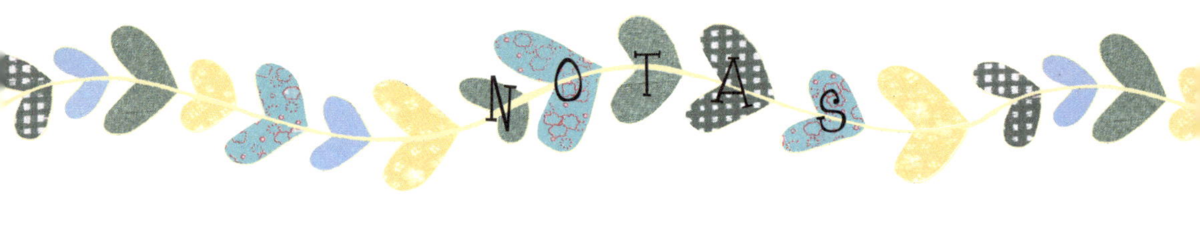

Mi grupo sanguíneo ...

El grupo sanguíneo de tu padre ...

Alergias o intolerancias ...

Medicación que tomo ...

Historial médico de la familia ...

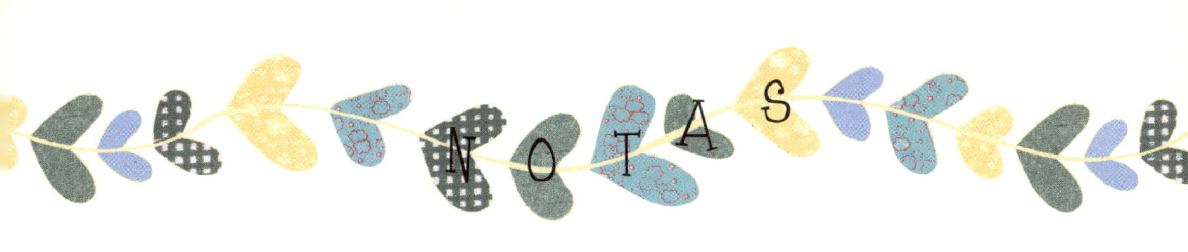

Nombre de mi médico ...

Dirección ...

Número de contacto ...

Nombre de mi acompañante durante el nacimiento ...

Dirección ...

Número de contacto ...

Nombre de la comadrona ...

Dirección ...

Número de contacto ...

Hospital ...

Dirección ...

Número de contacto ...

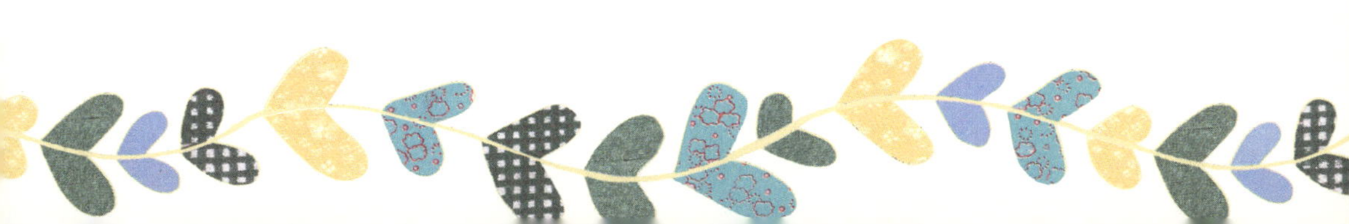

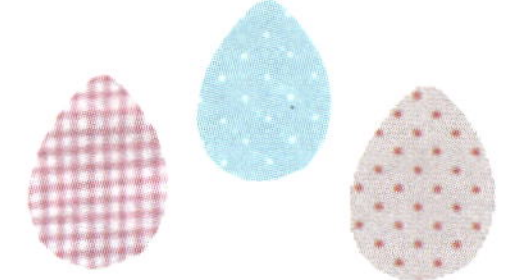

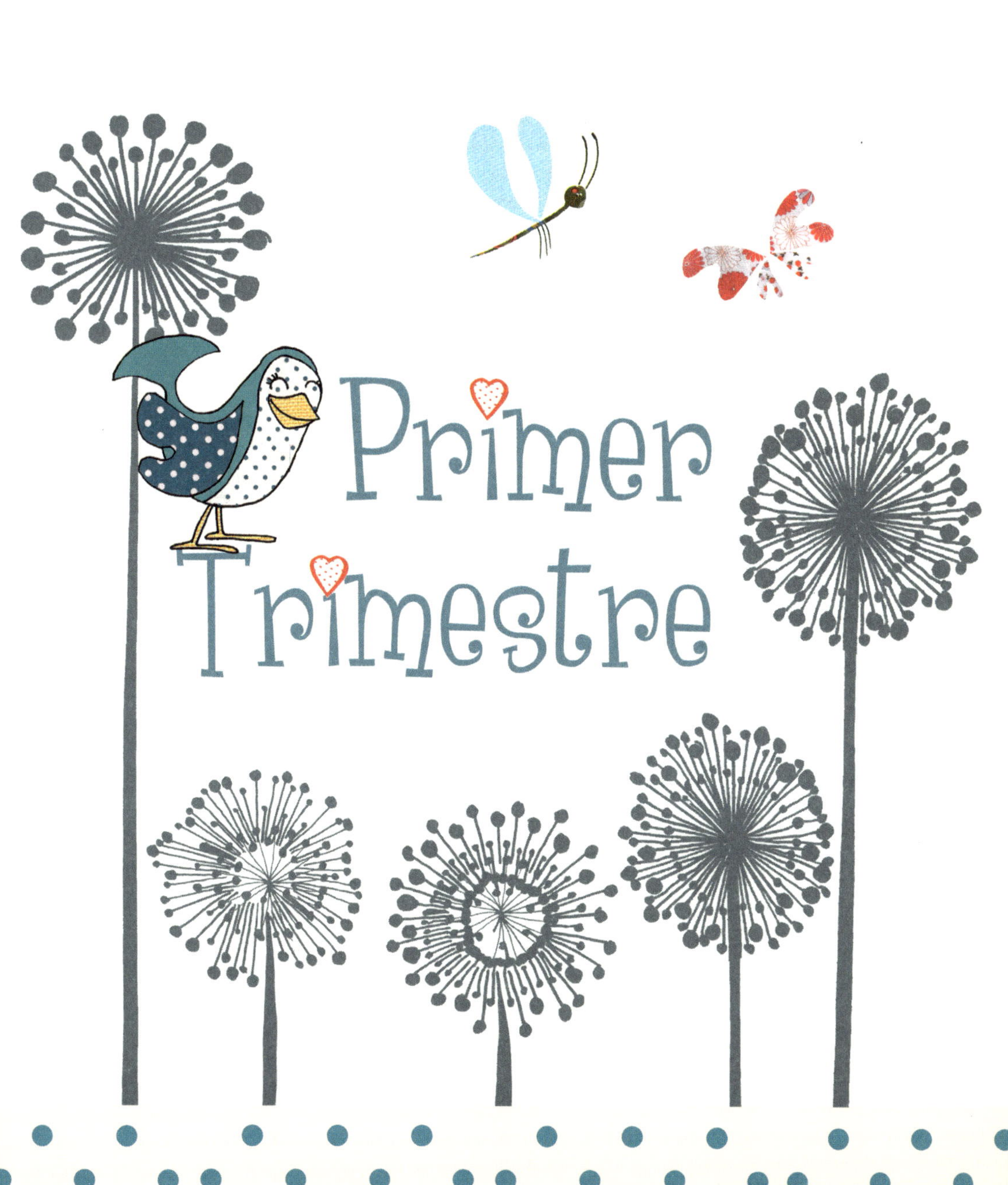
Primer
Trimestre

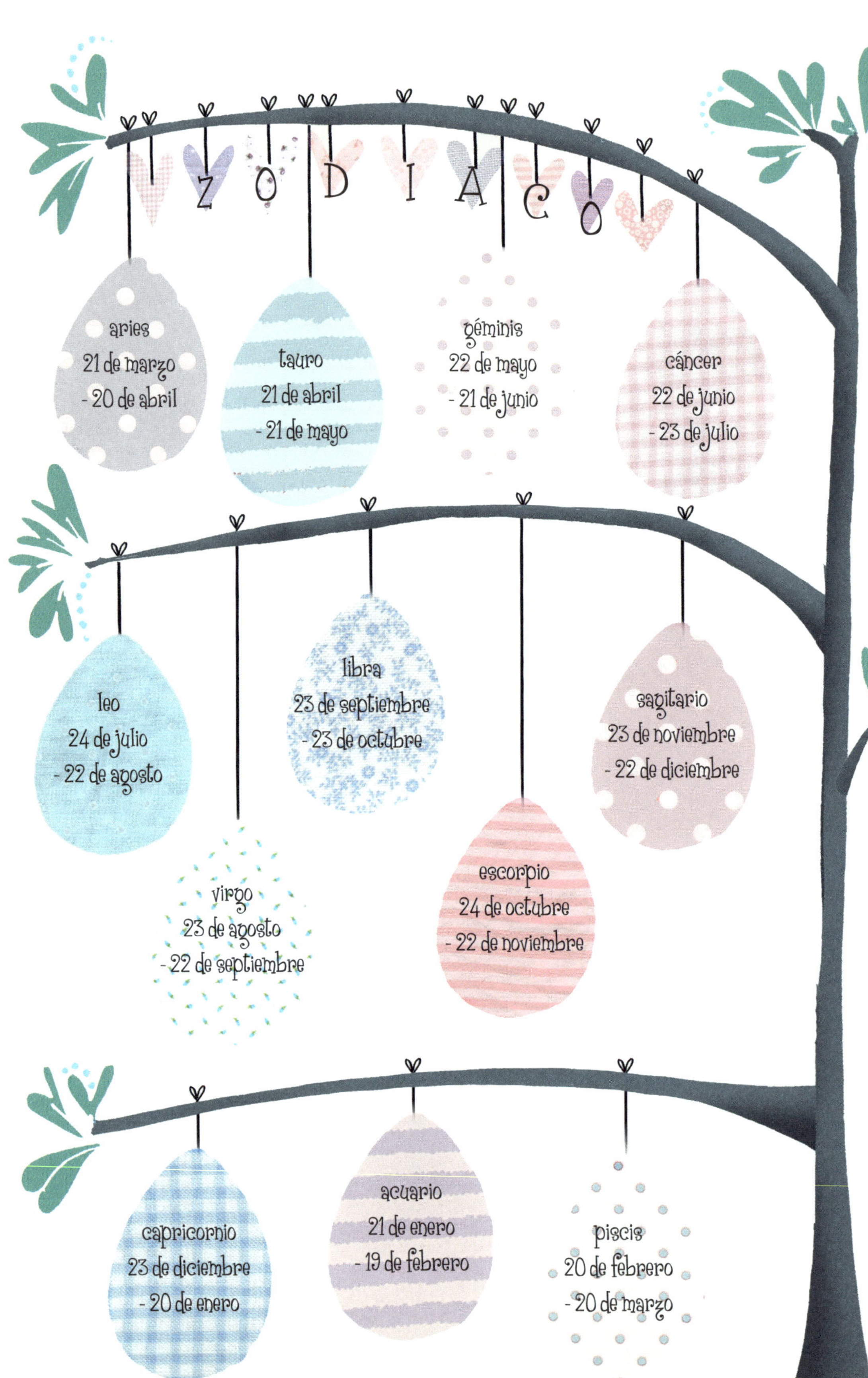
ZODIACO
aries
21 de marzo
- 20 de abril
tauro
21 de abril
- 21 de mayo
géminis
22 de mayo
- 21 de junio
cáncer
22 de junio
- 23 de julio
leo
24 de julio
- 22 de agosto
libra
23 de septiembre
- 23 de octubre
sagitario
23 de noviembre
- 22 de diciembre
virgo
23 de agosto
- 22 de septiembre
escorpio
24 de octubre
- 22 de noviembre
capricornio
23 de diciembre
- 20 de enero
acuario
21 de enero
- 19 de febrero
piscis
20 de febrero
- 20 de marzo

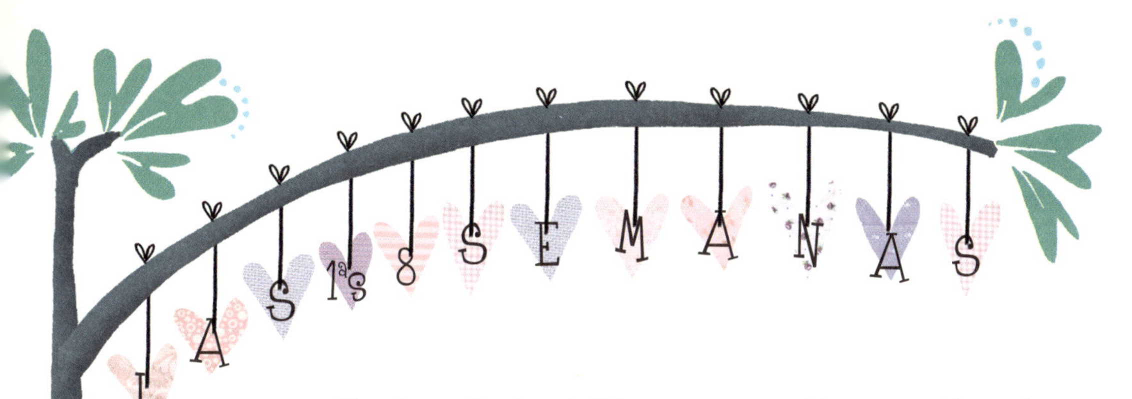

El primer día de mi última menstruación se considera el primer día de mi embarazo, aunque la fecundación tiene lugar unas dos semanas después.

Y tú, mi bebé, emerges como un grupo de células que se multiplican rápidamente. Tu sexo está ya definido por la combinación de cromosomas; XX para una niña y XY para un niño.

En esta etapa te llaman embrión y tienes la forma de la letra C. La medida de los embriones se toma longitudinalmente, desde la coronilla hasta la rabadilla (CRL). Al final de la octava semana medirás entre 13 y 22mm.

En sólo 8 semanas tu corazón se ha convertido en un órgano con cuatro cavidades, similar al mío y tus pulmones han crecido y se han dividido en dos bronquios principales. El bronquio principal derecho se ha dividido en tres bronquios secundarios y 3 lóbulos y el izquierdo se ha dividido en 2 bronquios secundarios y 2 lóbulos.

Ahora tus extremidades son pequeñas protuberancias en tu cuerpo de las que crecerán tus piernas y tus brazos, los cuales ya se están formando desde sus extremos hasta lo que serán tus manos y pies. Los dedos empiezan a separarse. Tus huesos y articulaciones también inician su formación.

En tus ojos, que al principio se encuentran a los lados de tu cabeza, comienzan a configurarse la retina y el nervio óptico.

Aparecen los primeros signos de lo que serán tus orejas y tus fosas nasales. También en estas primeras semanas empieza a formarse tu cerebro.

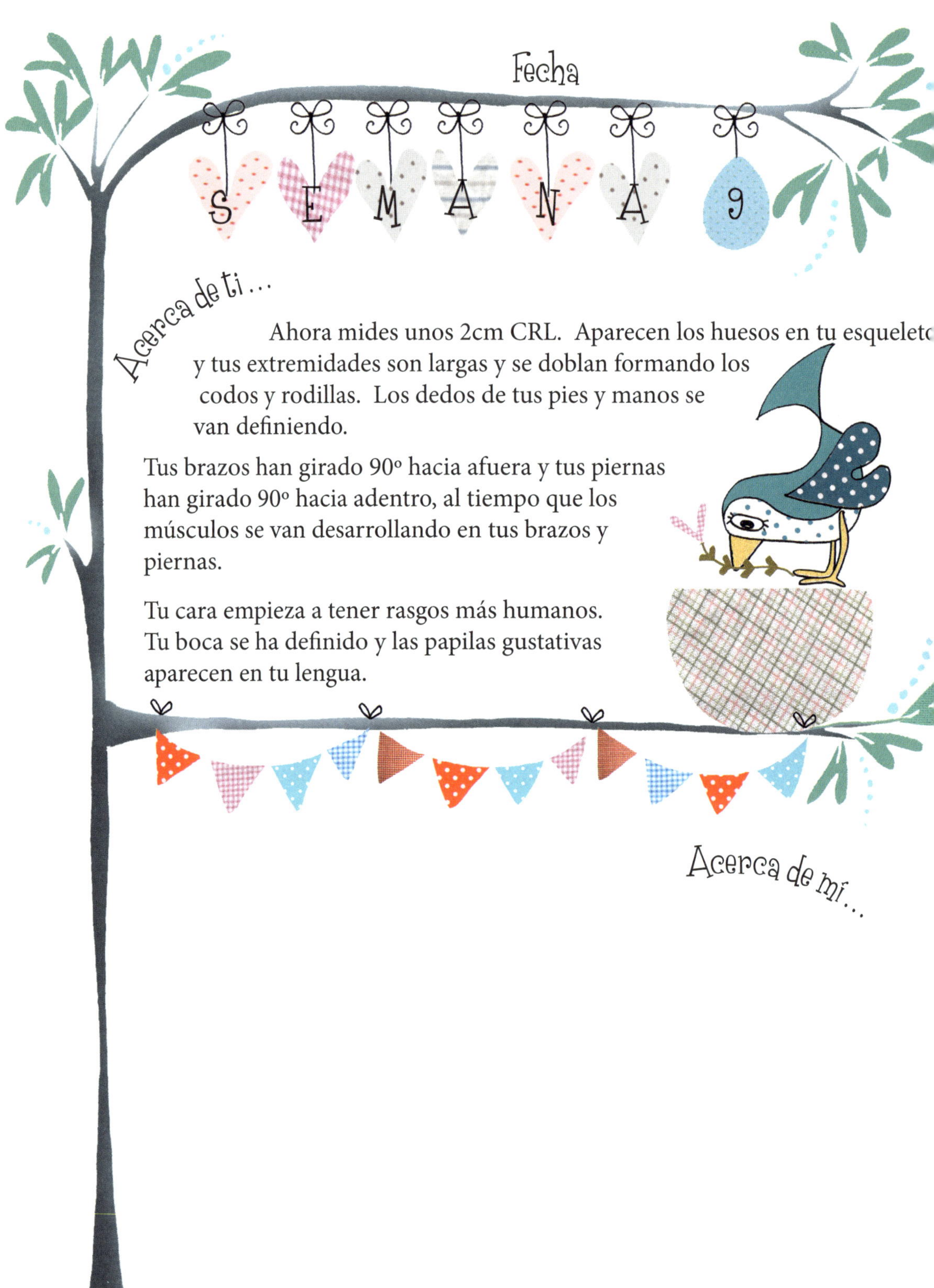

Ahora mides unos 2cm CRL. Aparecen los huesos en tu esqueleto y tus extremidades son largas y se doblan formando los codos y rodillas. Los dedos de tus pies y manos se van definiendo.

Tus brazos han girado 90º hacia afuera y tus piernas han girado 90º hacia adentro, al tiempo que los músculos se van desarrollando en tus brazos y piernas.

Tu cara empieza a tener rasgos más humanos. Tu boca se ha definido y las papilas gustativas aparecen en tu lengua.

Lo que hemos estado haciendo...

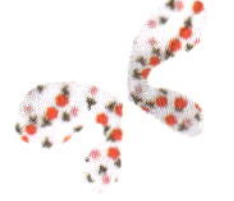

"Se dice que el presente
está embarazado del futuro."

Voltaire

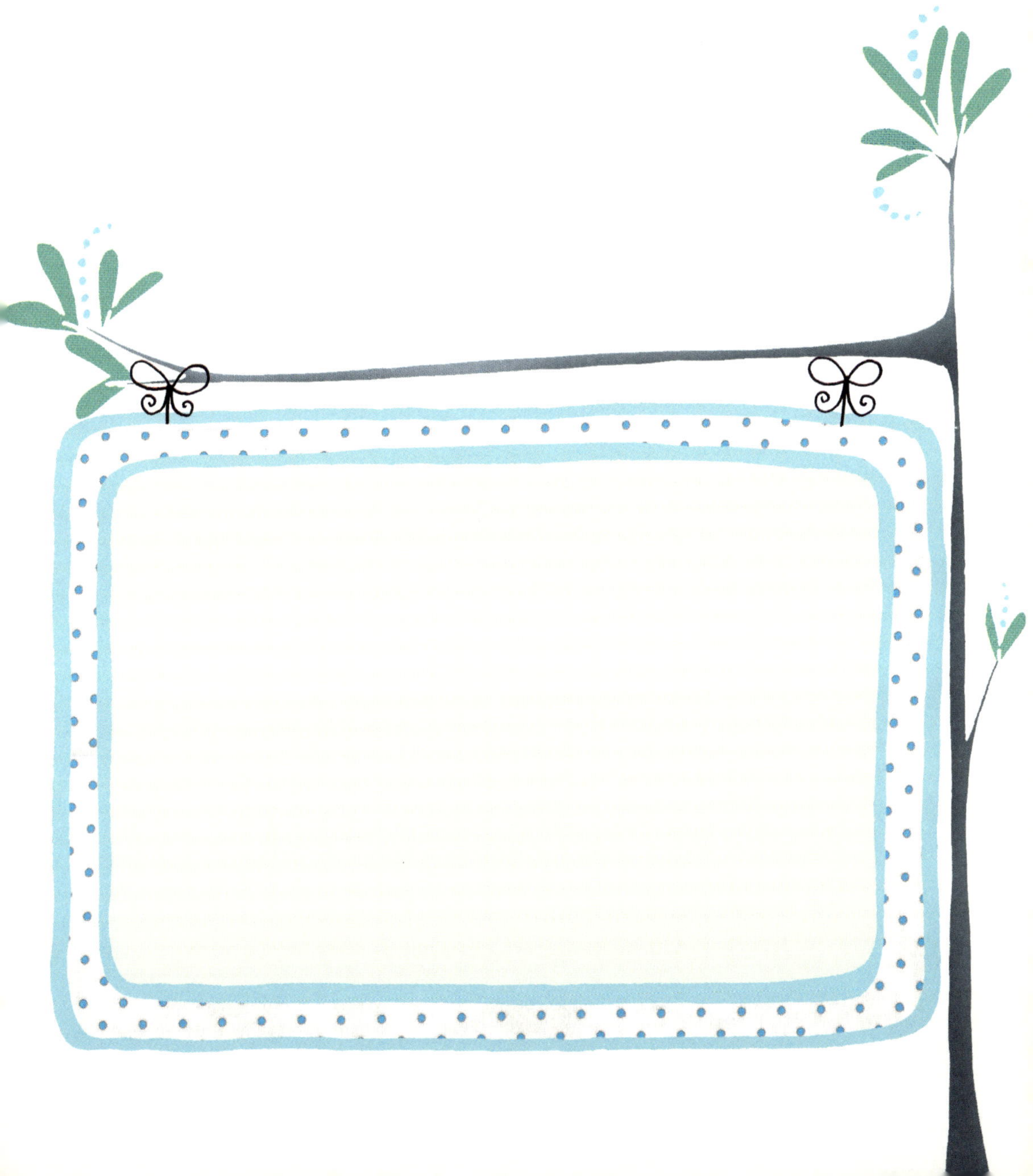

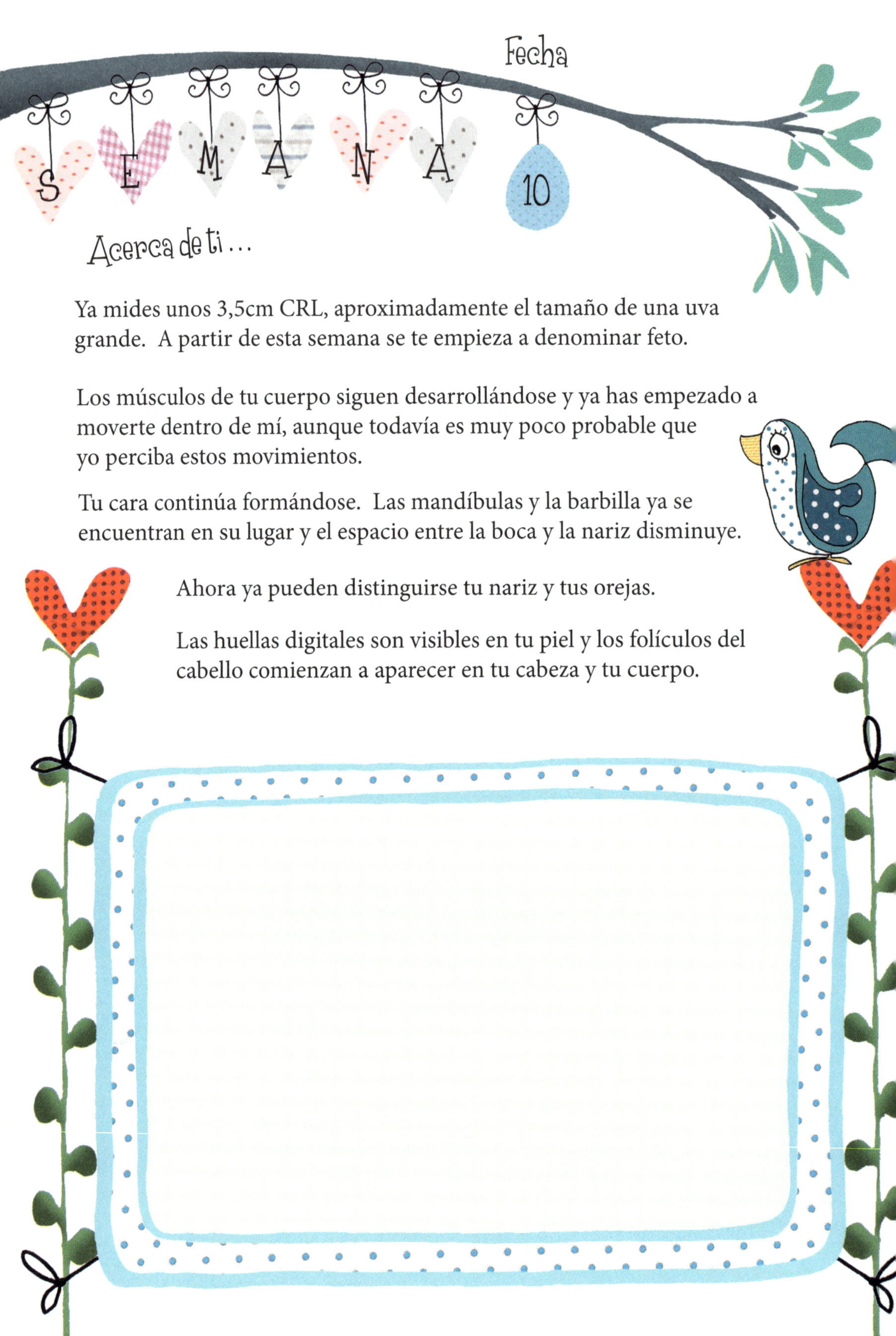

Ya mides unos 3,5cm CRL, aproximadamente el tamaño de una uva grande. A partir de esta semana se te empieza a denominar feto.

Los músculos de tu cuerpo siguen desarrollándose y ya has empezado a moverte dentro de mí, aunque todavía es muy poco probable que yo perciba estos movimientos.

Tu cara continúa formándose. Las mandíbulas y la barbilla ya se encuentran en su lugar y el espacio entre la boca y la nariz disminuye.

Ahora ya pueden distinguirse tu nariz y tus orejas.

Las huellas digitales son visibles en tu piel y los folículos del cabello comienzan a aparecer en tu cabeza y tu cuerpo.

Acerca de mí…

Síntomas…

Emociones…

Antojos…

Peso…

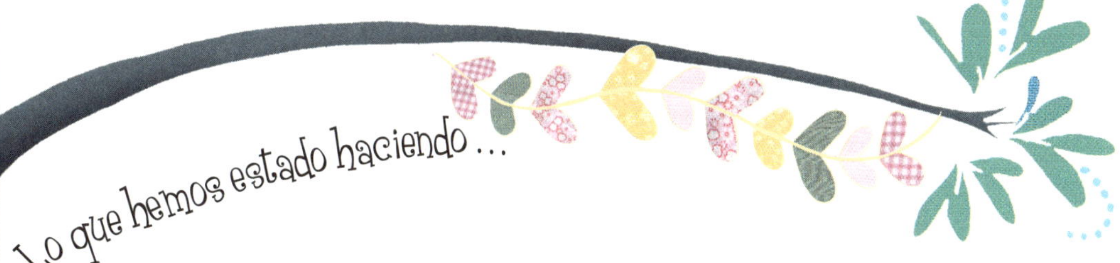

Lo que hemos estado haciendo…

Fecha

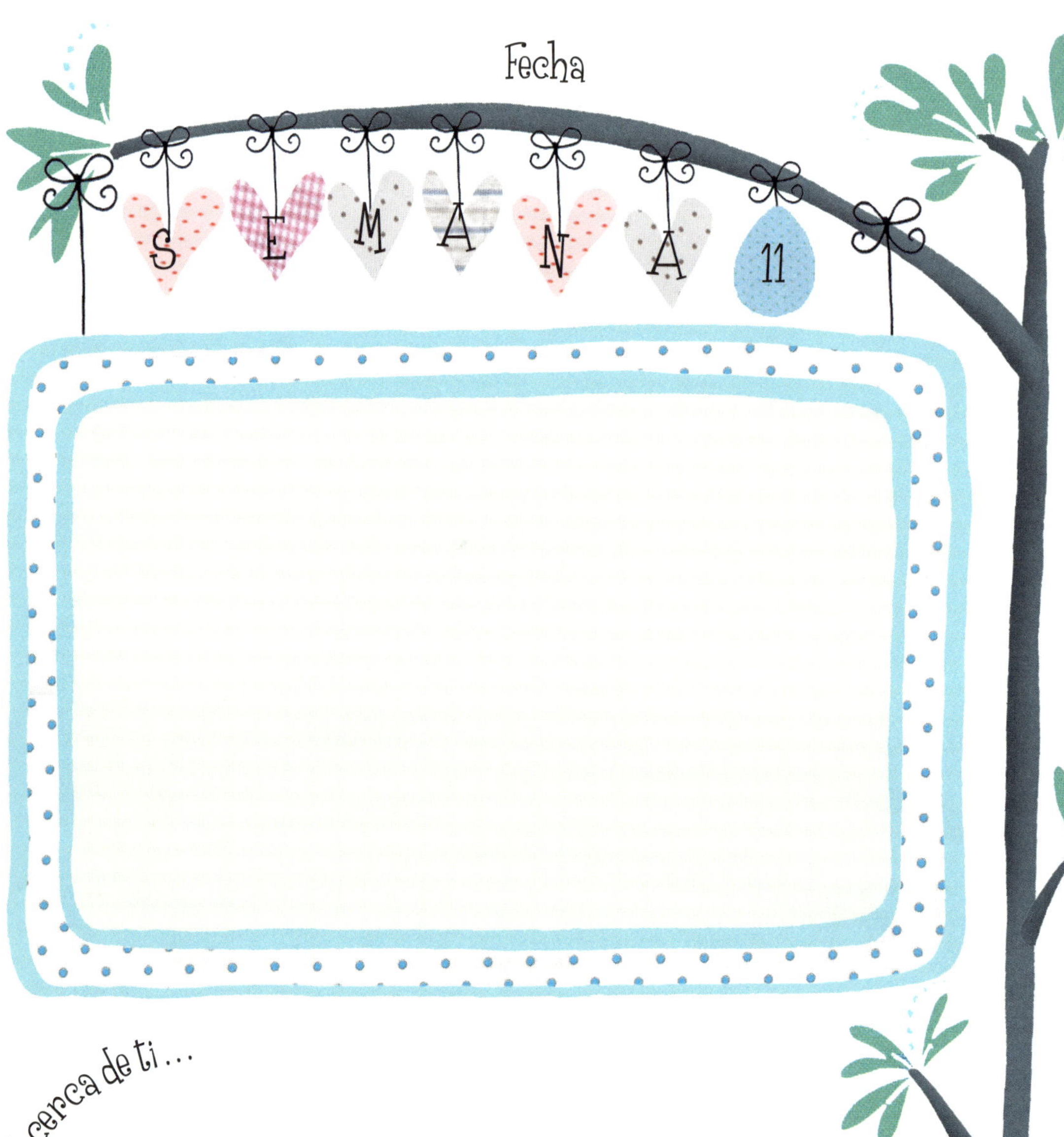

Acerca de ti…

Ya has alcanzado los 5cm CRL y pesas 10g aproximadamente.

Los dedos se han separado por completo y pueden moverse de forma independiente. En esta semana se inicia la formación de las raíces de tus 20 dientes de leche. Ya has aprendido a tragar, a chupar y a sacar la lengua.

Aún no conocemos tu sexo, pero si eres un niño, el desarrollo de tus genitales dependerá de la producción de la hormona testosterona en tus testículos. Si eres una niña el desarrollo de los genitales femeninos dependerá de los estrógenos y otras hormonas de mi cuerpo.

La placenta, el órgano que permite el intercambio de nutrientes y oxígeno entre nosotros, va cambiando en función de tus necesidades y la cantidad de líquido amniótico se va incrementando.

Acerca de mí...

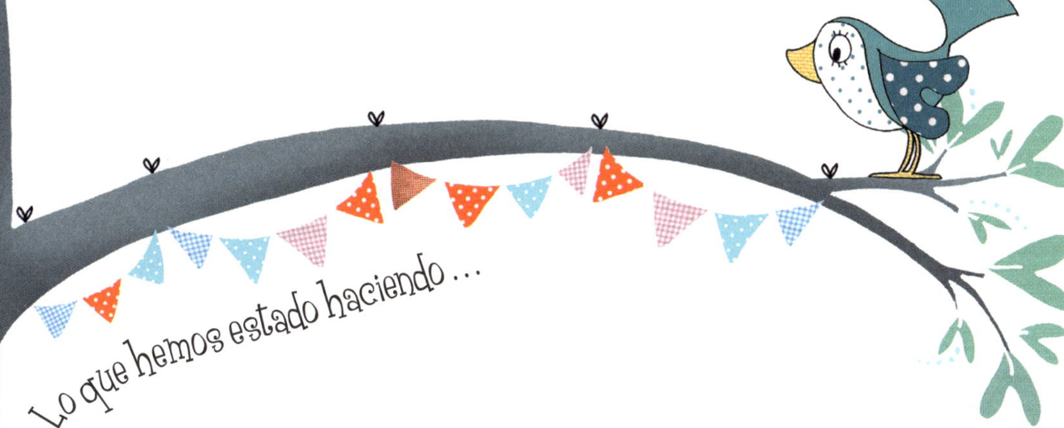

Lo que hemos estado haciendo ...

"Ser madre significa que tu corazón ya no te pertenece, que va donde quiera que vayan tus hijos."

Anónimo

Fecha

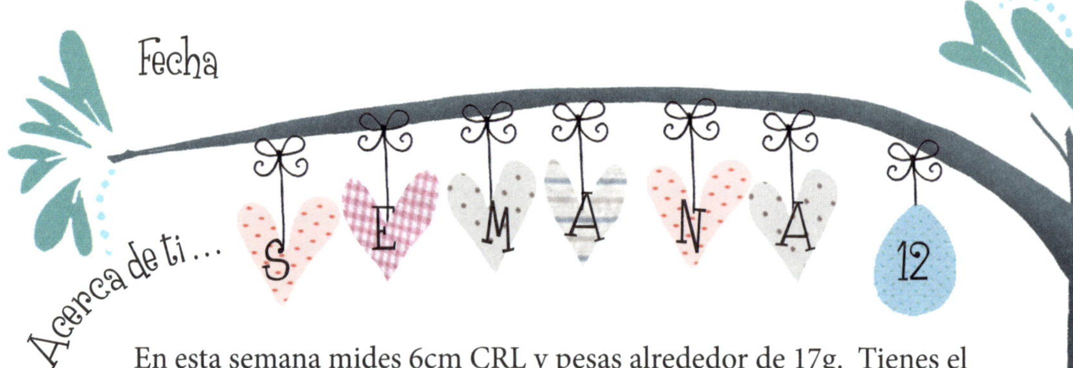

En esta semana mides 6cm CRL y pesas alrededor de 17g. Tienes el tamaño aproximado de una ciruela.

La mayoría de tus órganos ya se han formado y los riñones han comenzado a funcionar. Tu cara ya está perfilada y tus párpados ya cubren los ojos. Los párpados permanecerán cerrados hasta el séptimo mes de embarazo para proteger tus delicados ojos. Tus cuerdas vocales ya se han desarrollado para que puedan emitir sonidos.

Como tu cerebro inició su formación en las primeras ocho semanas, ya puedes percibir sensaciones. El cabello empieza a crecer en tu cabeza y también las uñas de los dedos de tus manos y pies.

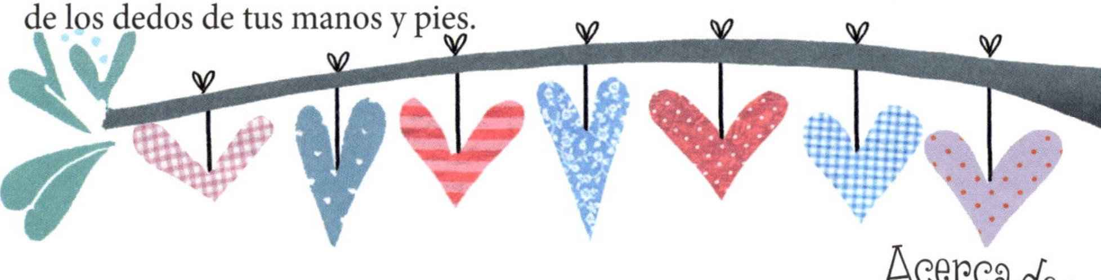

Acerca de mí…

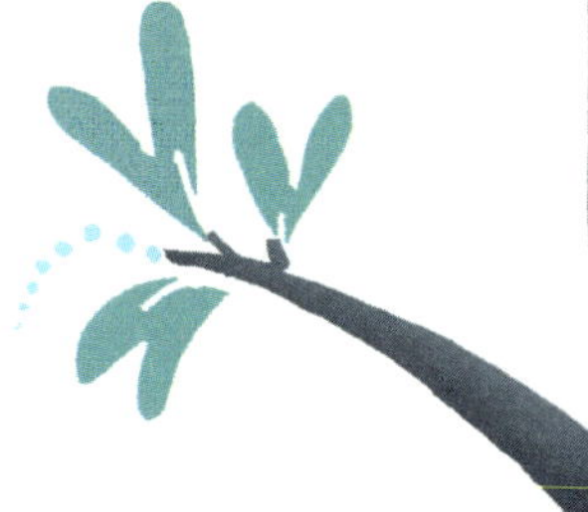

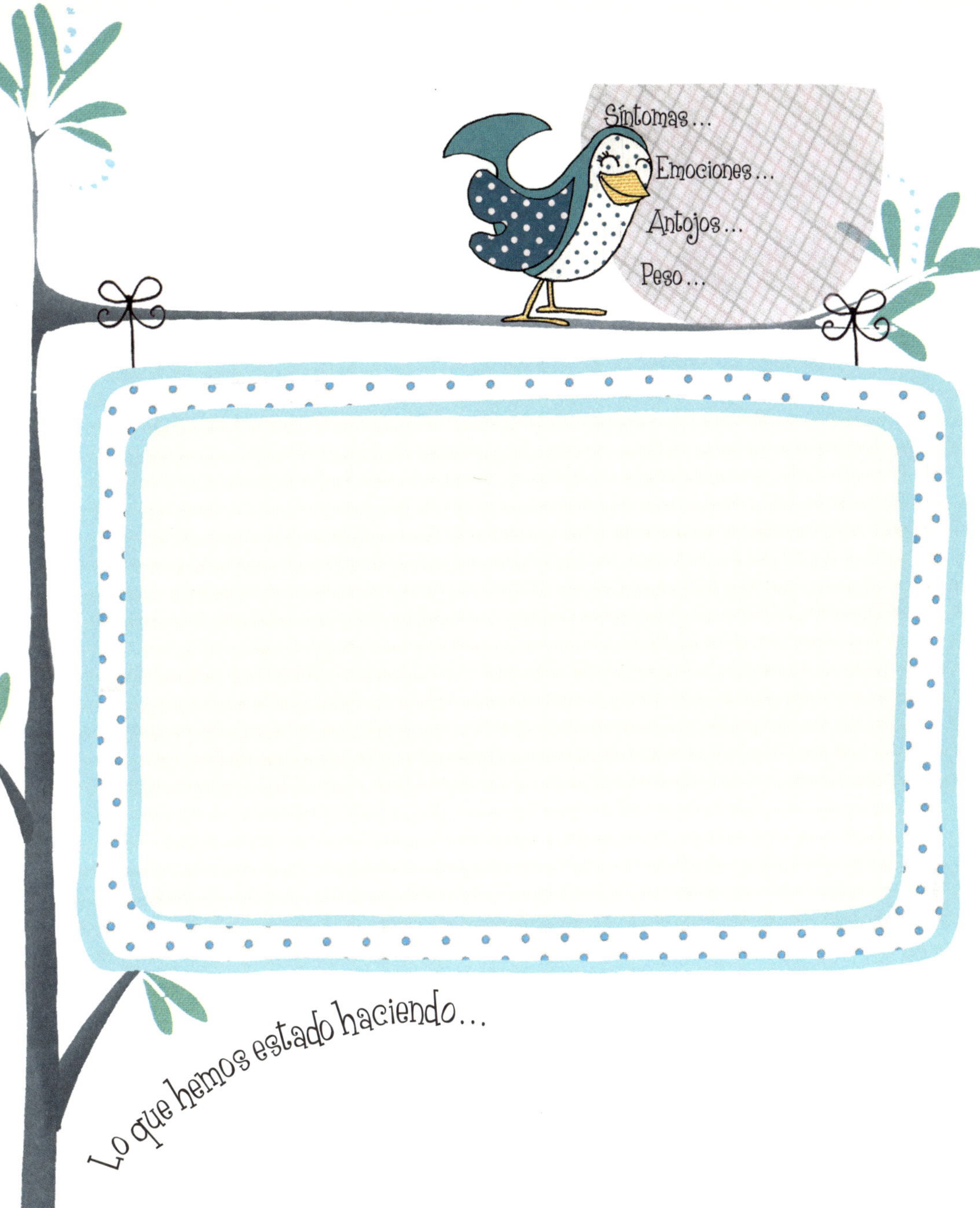

Lo que hemos estado haciendo…

LA ECOGRAFÍA DE LA SEMANA 12
Quién me acompañaba...
Qué se veía en la ecografía

Cómo me sentí después de verla...

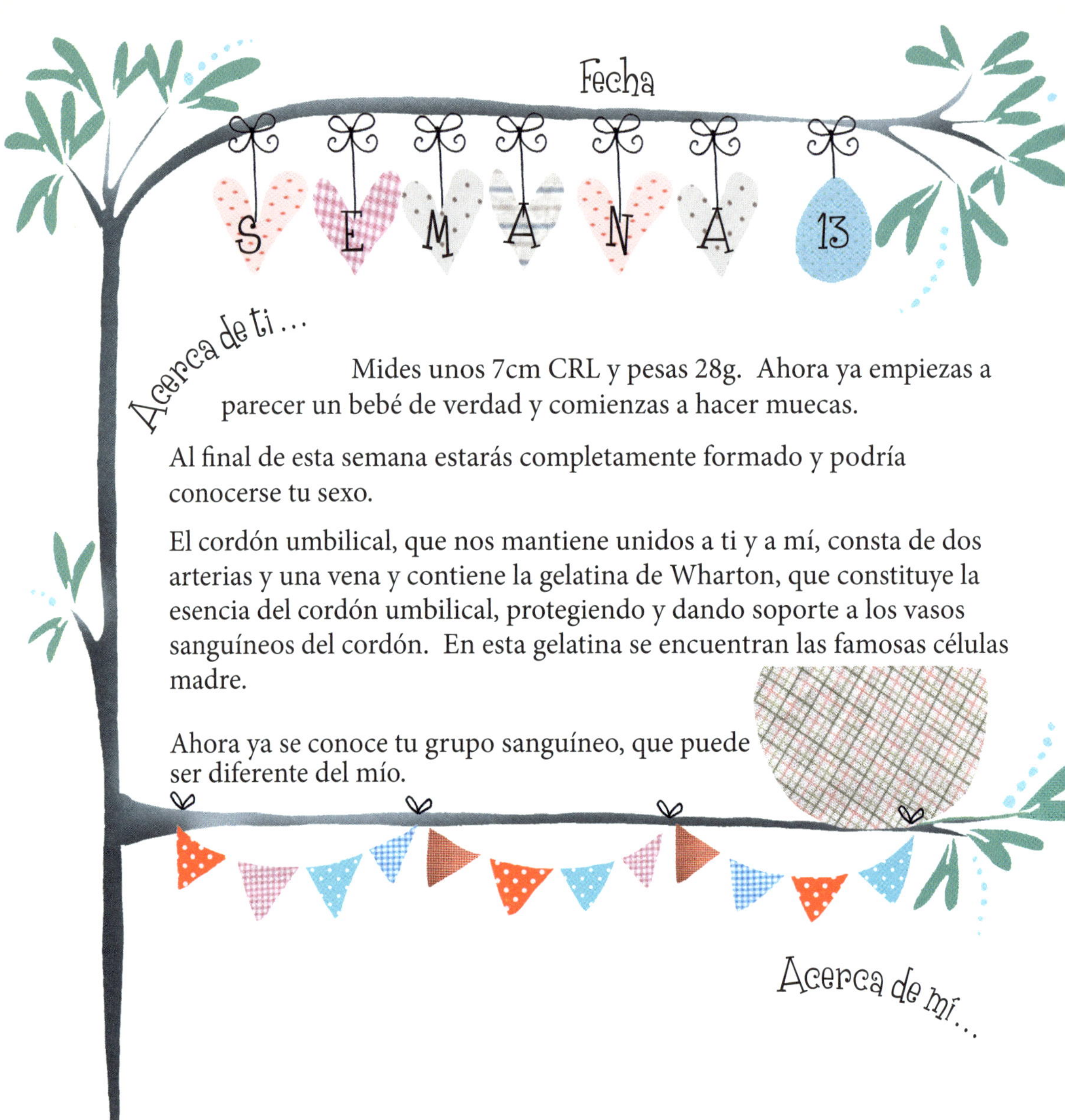

Acerca de ti…

Mides unos 7cm CRL y pesas 28g. Ahora ya empiezas a parecer un bebé de verdad y comienzas a hacer muecas.

Al final de esta semana estarás completamente formado y podría conocerse tu sexo.

El cordón umbilical, que nos mantiene unidos a ti y a mí, consta de dos arterias y una vena y contiene la gelatina de Wharton, que constituye la esencia del cordón umbilical, protegiendo y dando soporte a los vasos sanguíneos del cordón. En esta gelatina se encuentran las famosas células madre.

Ahora ya se conoce tu grupo sanguíneo, que puede ser diferente del mío.

Acerca de mí…

Lo que hemos estado haciendo...

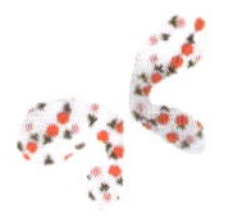

"Tanto si tu embarazo ha sido
planeado meticulosamente
con ayuda médica o ha llegado
por sorpresa, una cosa es cierta,
tu vida nunca volverá a ser la misma."

Catherine Jones

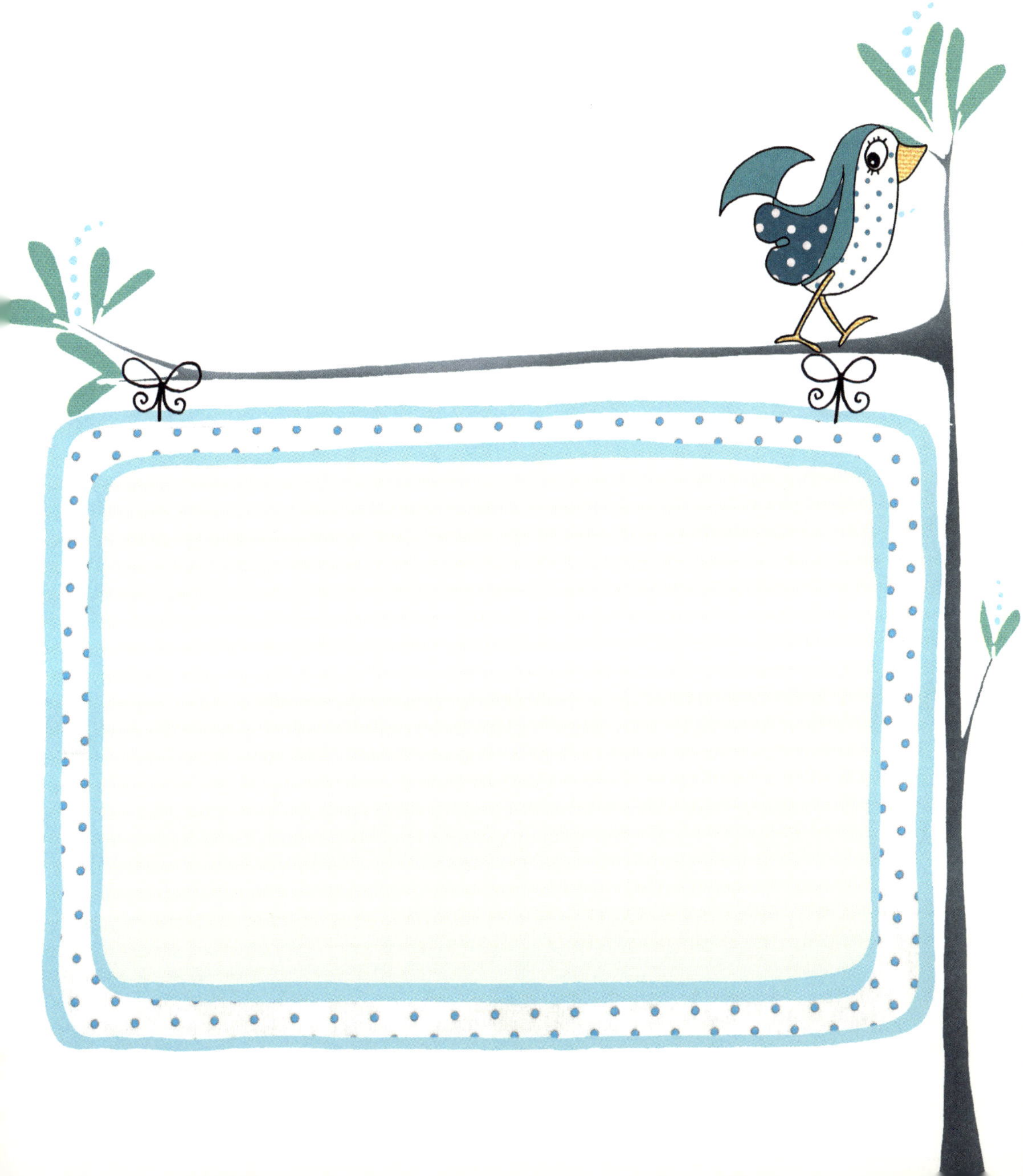

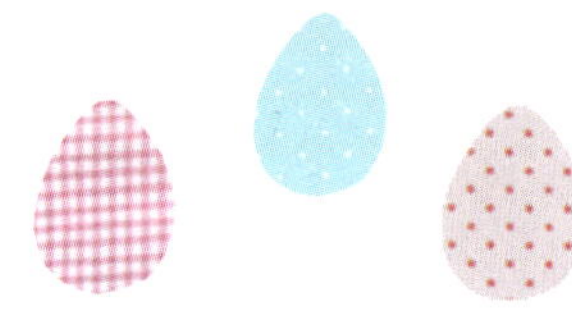

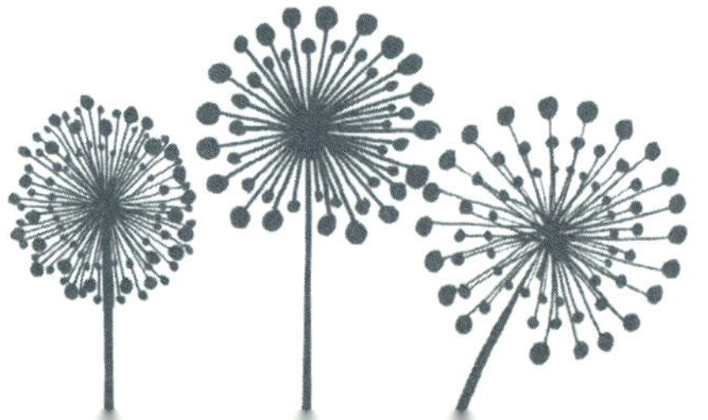

Segundo Trimestre

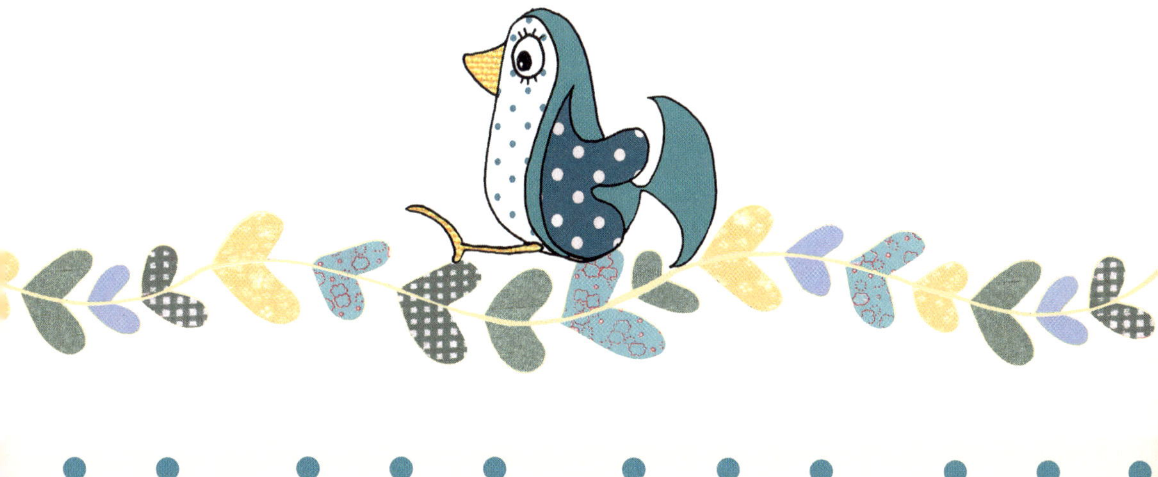

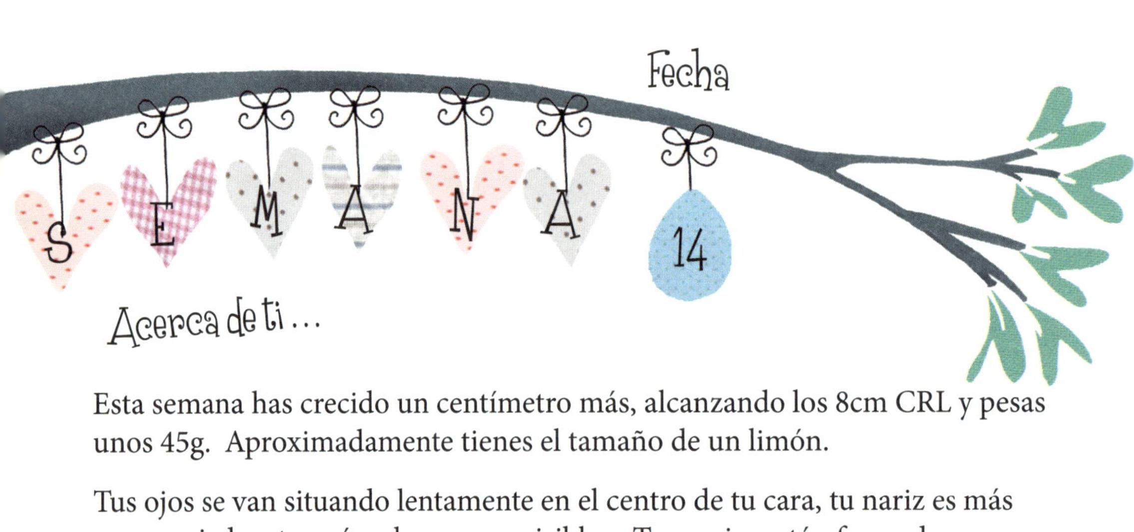

Esta semana has crecido un centímetro más, alcanzando los 8cm CRL y pesas unos 45g. Aproximadamente tienes el tamaño de un limón.

Tus ojos se van situando lentamente en el centro de tu cara, tu nariz es más pronunciada y tus pómulos ya son visibles. Tus orejas están formadas y se encuentran en su posición correcta a los lados de tu cabeza. Tu corazón late a doble velocidad que el de un adulto, alrededor de 140 latidos por minuto. Tus riñones han comenzado a trabajar y ya producen orina.

En tu cuerpo aparece el "lanugo", un vello corporal aterciopelado, muy fino que actúa de capa protectora en ausencia de grasa subcutánea.

Si eres una niña, tus ovarios descienden hacia la pelvis, mientras que si eres un niño, comienza el desarrollo de la próstata.

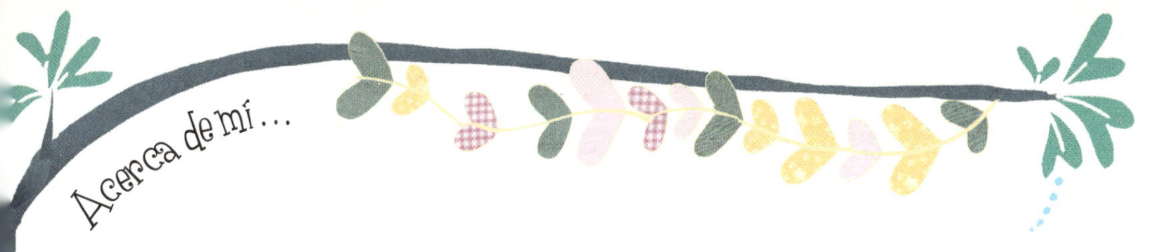

Acerca de mí…

Síntomas…

Emociones…

Antojos…

Peso…

Lo que hemos estado haciendo…

Fecha

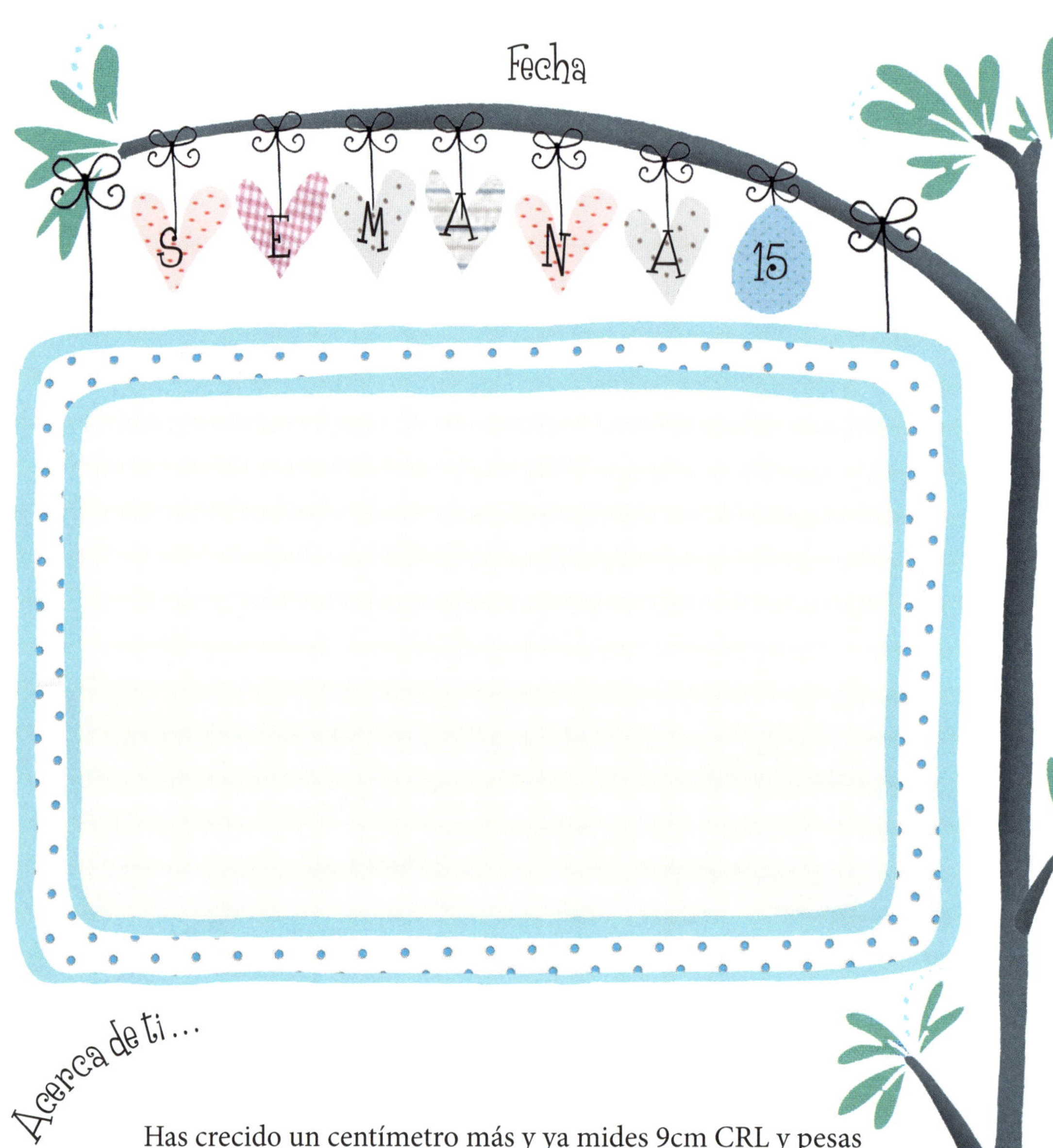

Acerca de ti...

Has crecido un centímetro más y ya mides 9cm CRL y pesas unos 60g.

Tu cuerpo es ahora más largo que tu cabeza y tus piernas han crecido más que tus brazos, por lo que estás más proporcionado.

Tu peso se va incrementando, no sólo por el crecimiento, sino también por la formación de los huesos de tu esqueleto, que se van endureciendo.

Tu piel traslúcida se cubre por completo de lanugo, el suave vello corporal. Este vello se muda poco después del nacimiento por un vello corporal más grueso.

Acerca de mí…

Lo que hemos estado haciendo …

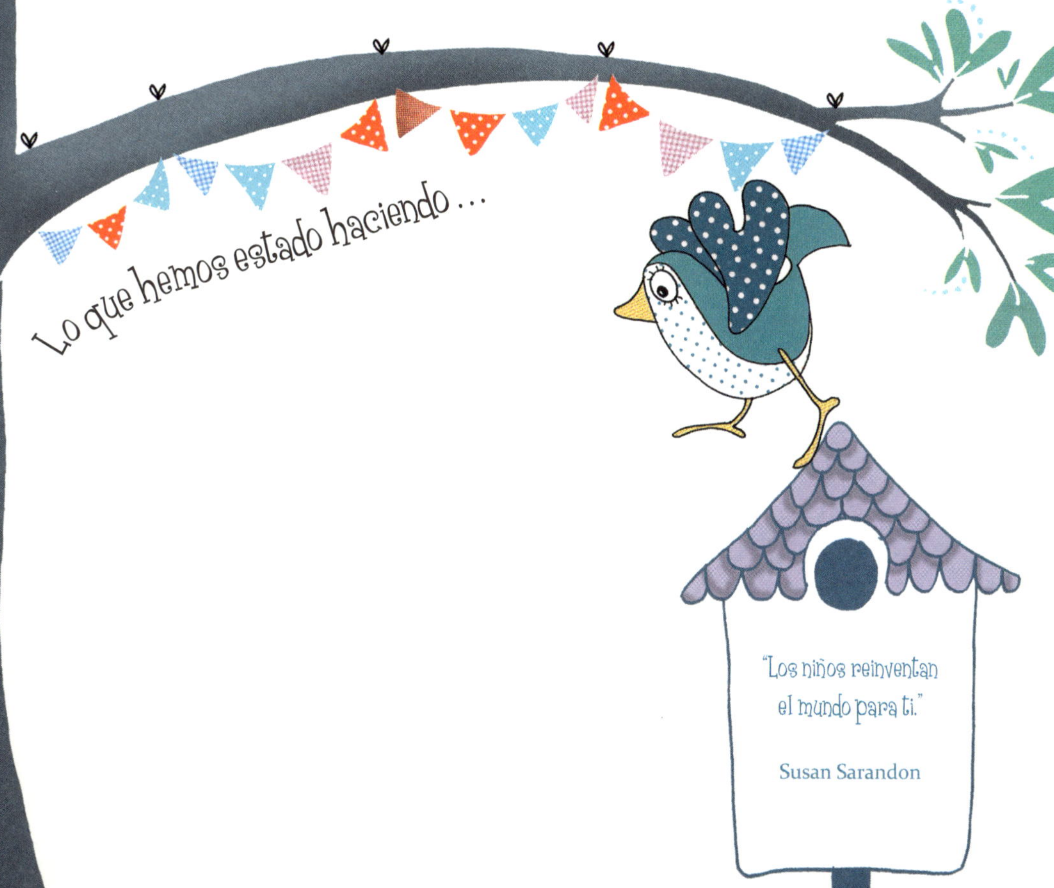

"Los niños reinventan el mundo para ti."

Susan Sarandon

Fecha

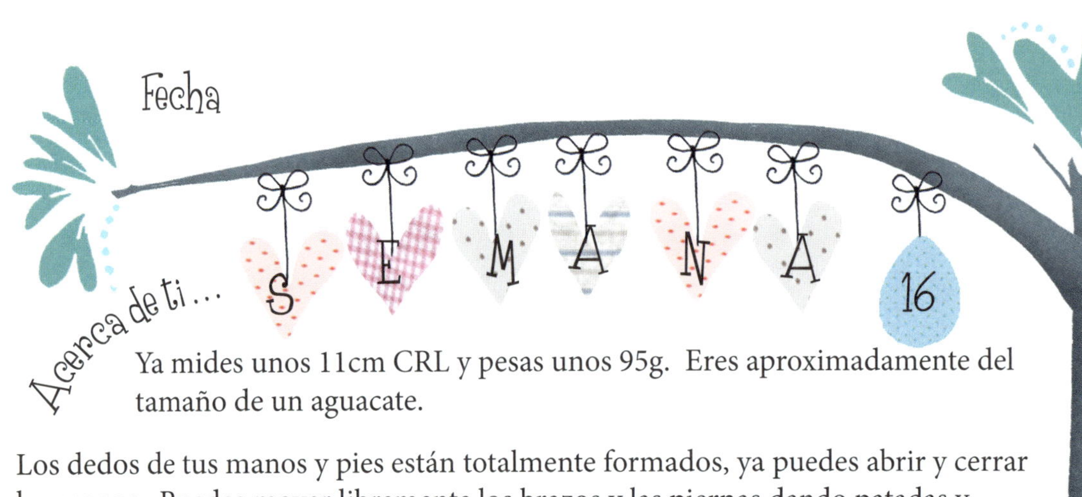

Ya mides unos 11cm CRL y pesas unos 95g. Eres aproximadamente del tamaño de un aguacate.

Los dedos de tus manos y pies están totalmente formados, ya puedes abrir y cerrar las manos. Puedes mover libremente los brazos y las piernas dando patadas y volteretas, ya que ahora dispones de mucho espacio. Con los músculos de la cara más desarrollados, tienes más definidas las expresiones faciales como la de fruncir el entrecejo.

Ahora el movimiento respiratorio es evidente y pueden observarse movimientos regulares del pecho, inhalando y exhalando pequeñas cantidades de líquido amniótico. Esto ayuda al desarrollo de los pulmones que se preparan para respirar aire después del parto.

Acerca de mí...

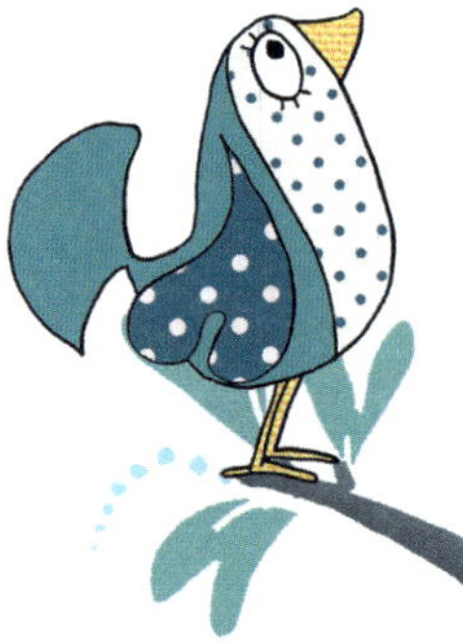

Síntomas...

Emociones...

Antojos...

Peso...

Lo que hemos estado haciendo...

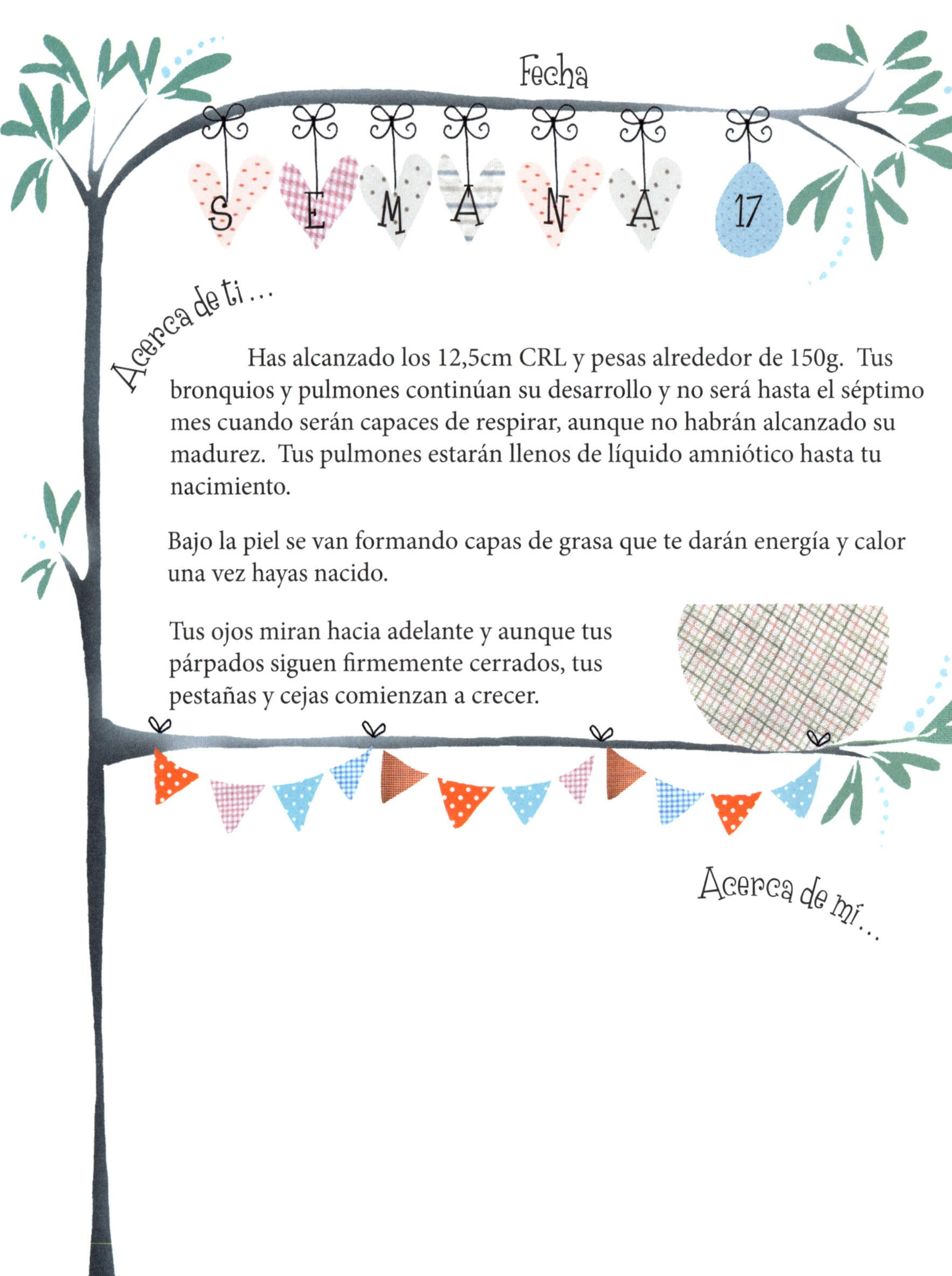

Acerca de ti ...

Has alcanzado los 12,5cm CRL y pesas alrededor de 150g. Tus bronquios y pulmones continúan su desarrollo y no será hasta el séptimo mes cuando serán capaces de respirar, aunque no habrán alcanzado su madurez. Tus pulmones estarán llenos de líquido amniótico hasta tu nacimiento.

Bajo la piel se van formando capas de grasa que te darán energía y calor una vez hayas nacido.

Tus ojos miran hacia adelante y aunque tus párpados siguen firmemente cerrados, tus pestañas y cejas comienzan a crecer.

Acerca de mí...

Lo que hemos estado haciendo…

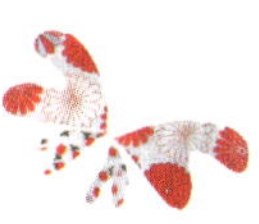

"La decisión de tener un bebé es trascendental. Es decidir para siempre tener el corazón deambulando fuera de tu cuerpo."

Elizabeth Stone

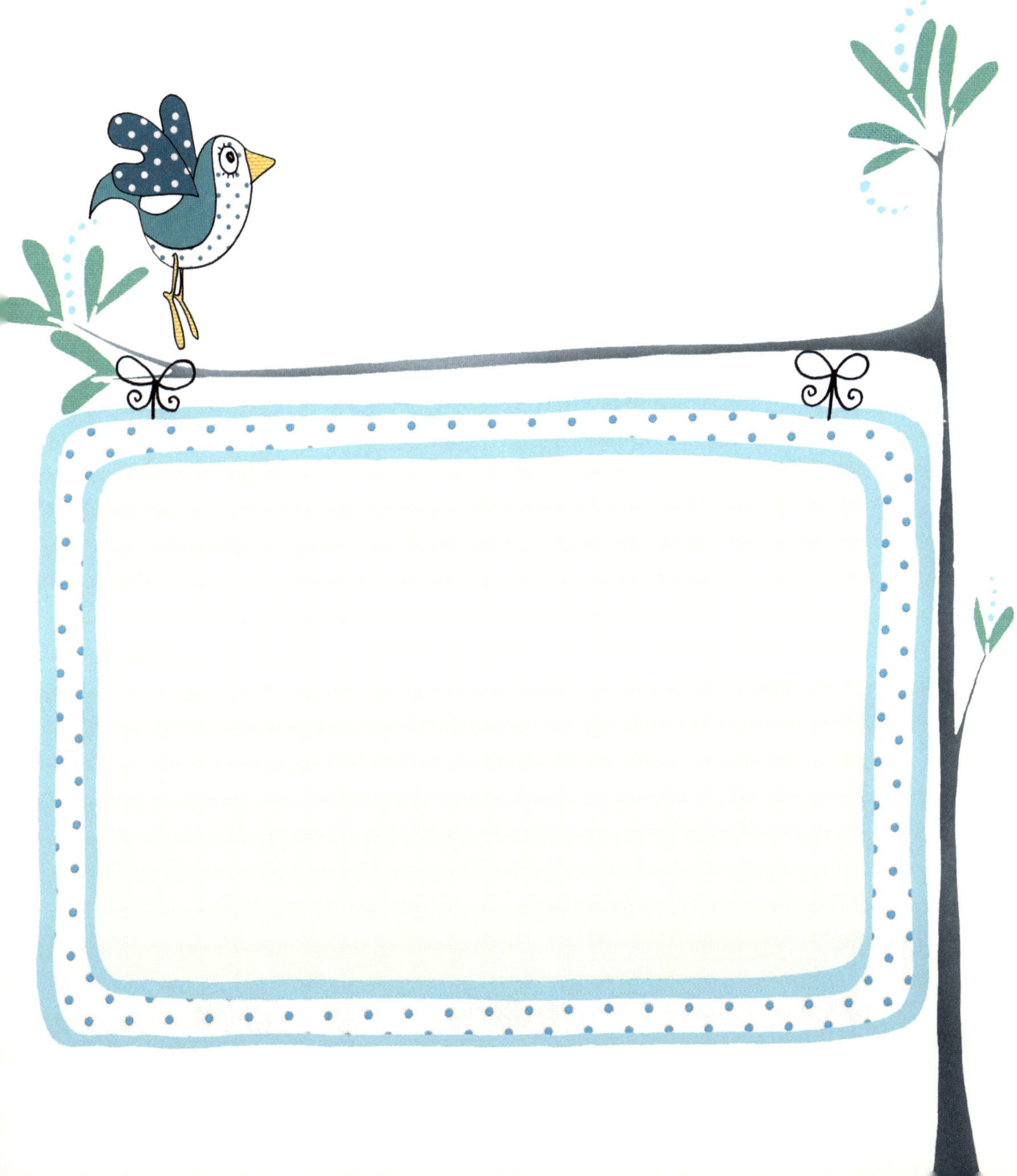

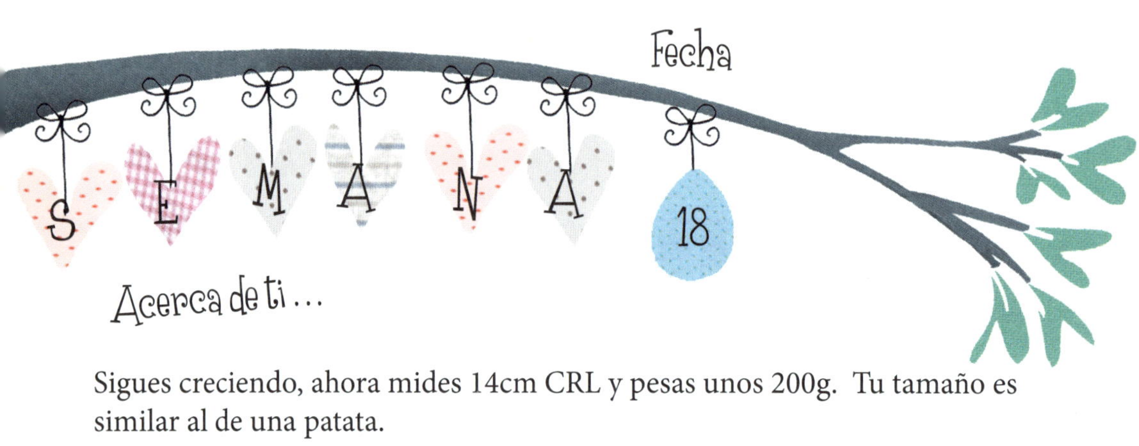

Sigues creciendo, ahora mides 14cm CRL y pesas unos 200g. Tu tamaño es similar al de una patata.

En tu intestino se empieza a acumular una substancia verde oscura y pegajosa que se llama meconio, formada por productos digestivos y por el líquido amniótico que vas tragando. Esto provocará los primeros movimientos de tus órganos digestivos.

Tu piel está cubierta de una sustancia blanquecina y pastosa, llamada vérnix, que protege tu delicada piel de rozaduras. Sin el vérnix, la piel del bebé se vería extremadamente arrugada por la constante exposición a la composición acuosa del líquido amniótico.

Empiezas a adquirir patrones de sueño y puede que ya tengas una posición favorita para dormir.

Acerca de mí…

Síntomas…

Emociones…

Antojos…

Peso…

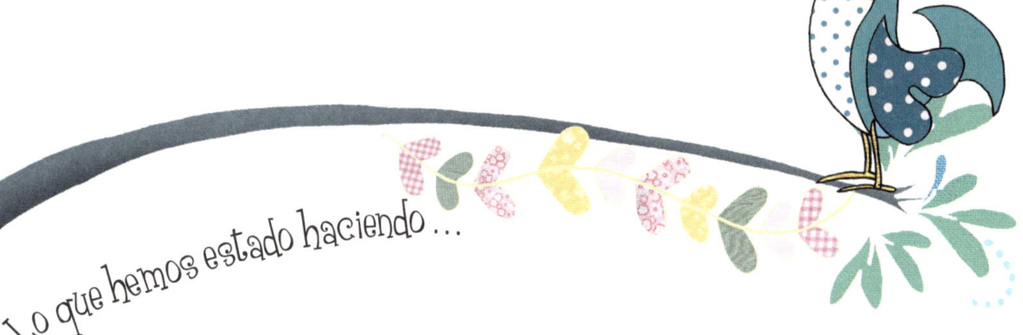

Lo que hemos estado haciendo…

Fecha

SEMANA 19

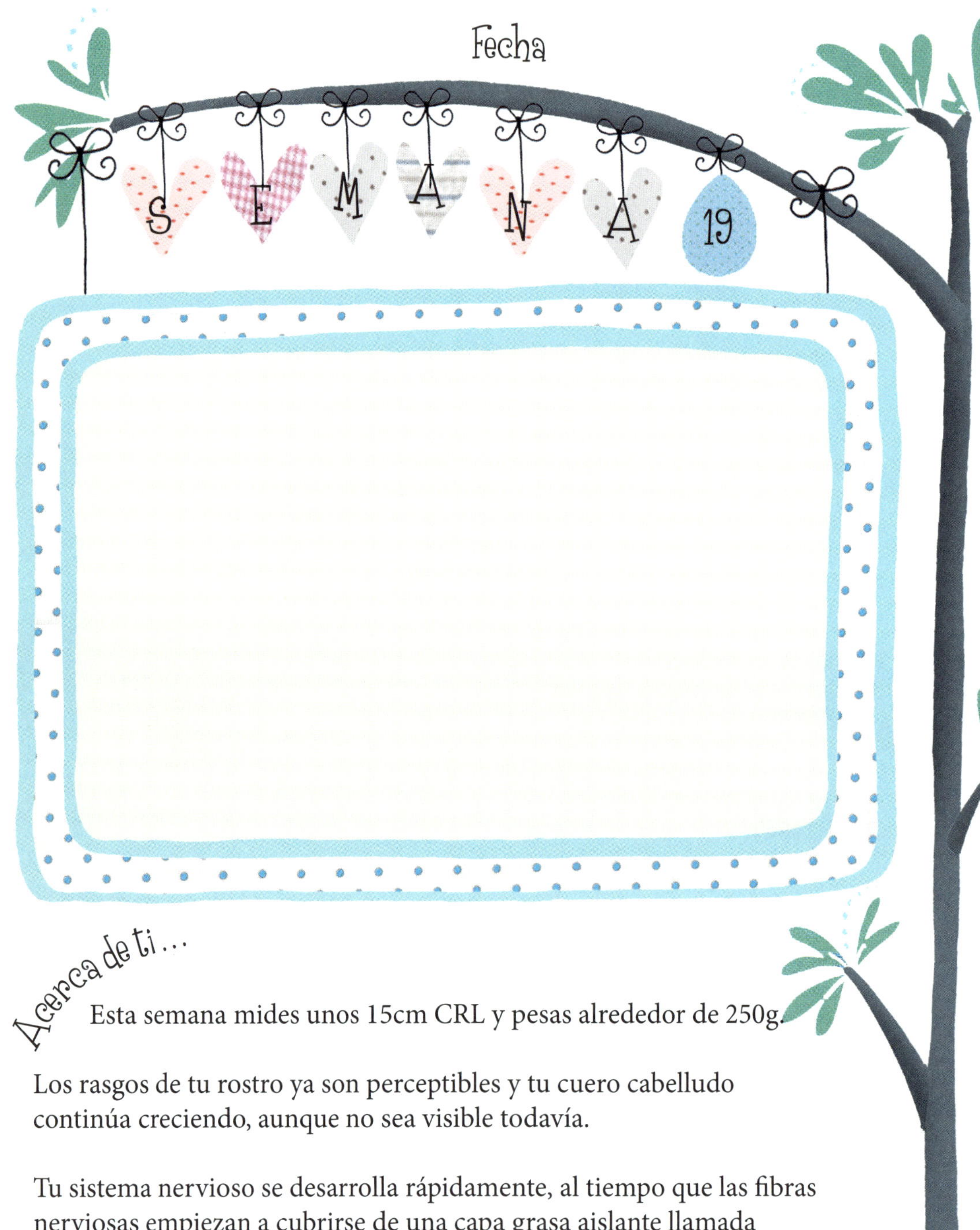

Acerca de ti...

Esta semana mides unos 15cm CRL y pesas alrededor de 250g.

Los rasgos de tu rostro ya son perceptibles y tu cuero cabelludo continúa creciendo, aunque no sea visible todavía.

Tu sistema nervioso se desarrolla rápidamente, al tiempo que las fibras nerviosas empiezan a cubrirse de una capa grasa aislante llamada mielina, que mejora la transferencia de los impulsos nerviosos entre las neuronas.

Si eres una niña tu útero y las trompas de falopio ya están en su sitio. Las niñas nacen con un número determinado de óvulos y en estos momentos son aproximadamente unos seis millones. Si eres niño, tus genitales están formados y preparados para generar esperma durante el transcurso de tu vida. En este momento podemos ya conocer tu sexo.

Acerca de mí…

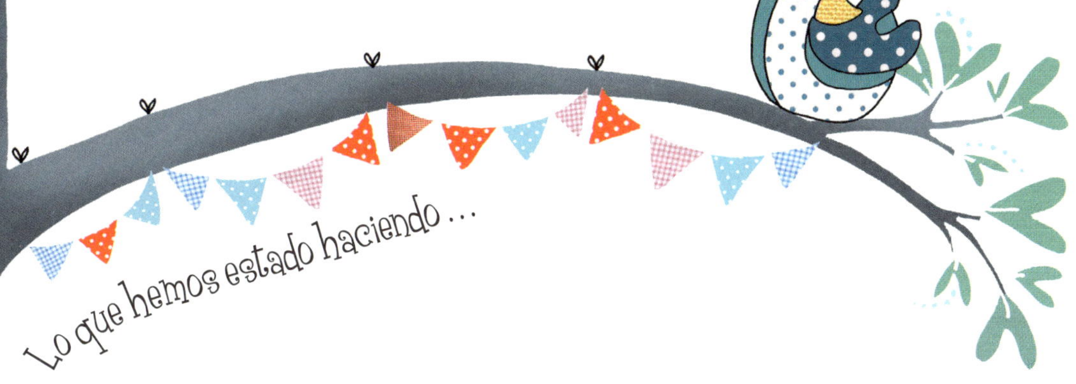

Lo que hemos estado haciendo …

"Todo crece más redondo,
más amplio y más extraño,
y aquí estoy yo en medio
de todo, preguntándome en
que te convertirás."

Carrie Fisher

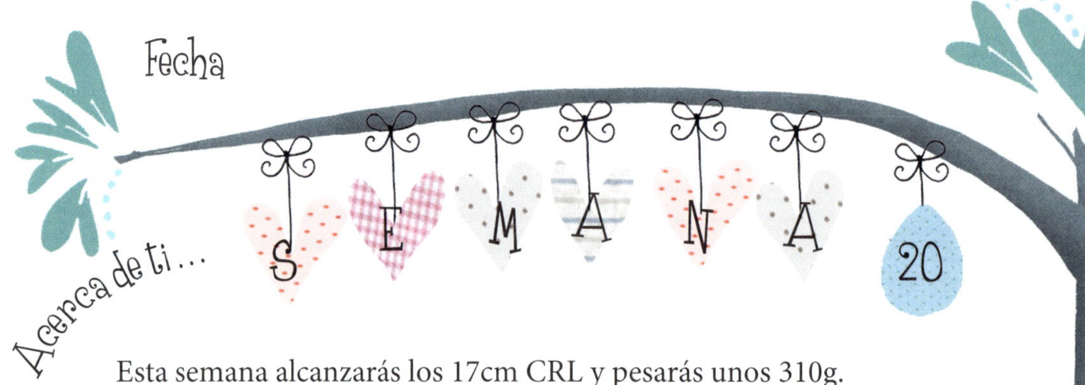

Esta semana alcanzarás los 17cm CRL y pesarás unos 310g.

La semana 20 es importante para el desarrollo sensorial. En el cerebro se están formando áreas especializadas que te ayudan a interpretar los impulsos nerviosos que recibes de tus sentidos: gusto, olfato, oído, vista y tacto.

La estructura de tus oídos ya es reconocible. Desde ahora y hasta que ya puedan funcionar, alrededor de la semana 25, los nervios irán creciendo para permitir que tus oídos se comuniquen con el cerebro.

Las glándulas sebáceas de tu piel continúan segregando la substancia oleosa llamada "vérnix", que además de proteger la piel de la humedad del líquido amniótico, funciona también como defensa. Los componentes actúan en contra de las bacterias comunes y los hongos.

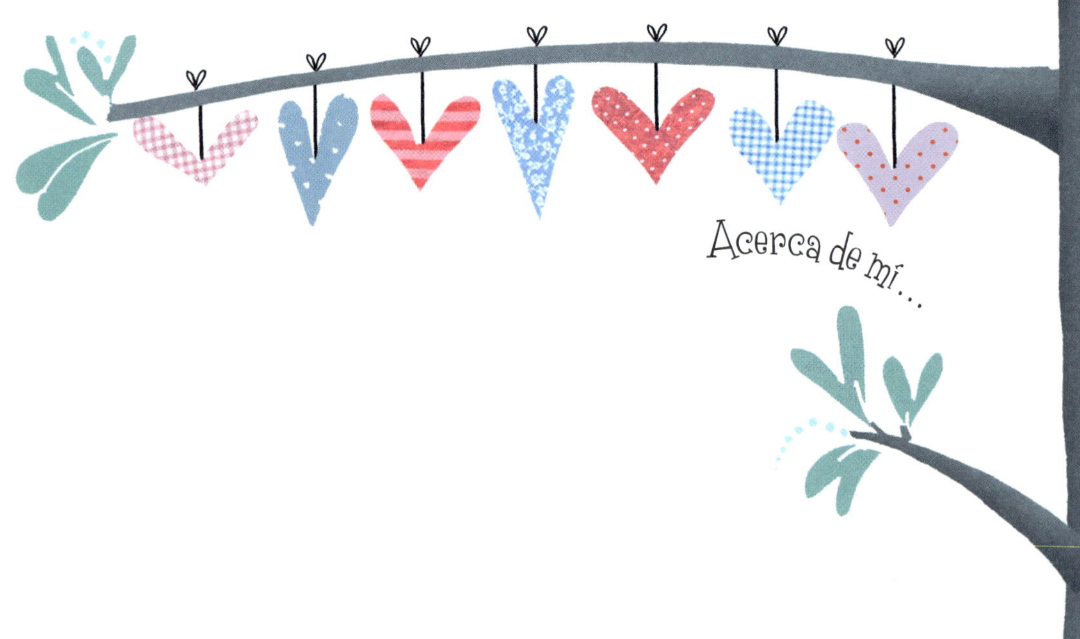

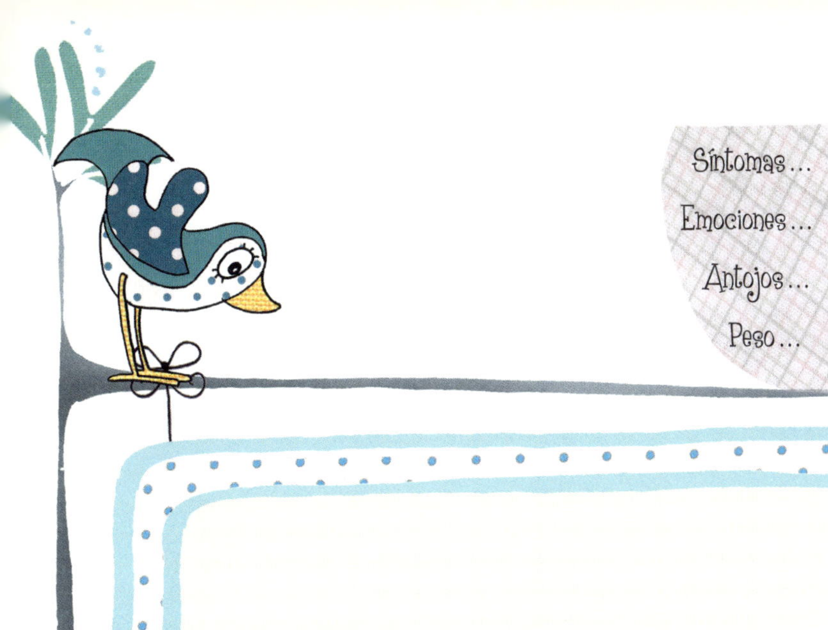

Síntomas…

Emociones…

Antojos…

Peso…

Lo que hemos estado haciendo…

LA ECOGRAFÍA DE LA SEMANA 20

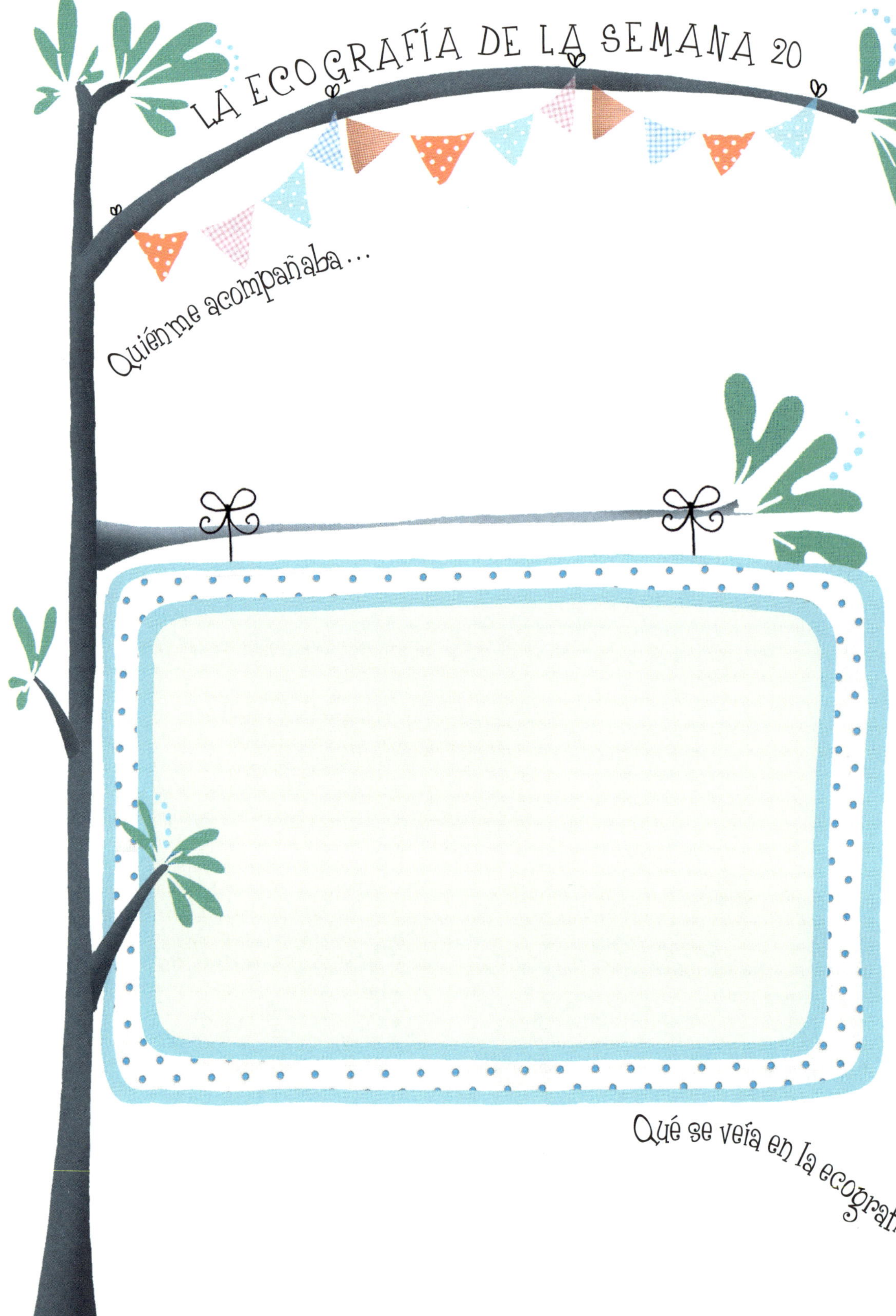

Fecha

Cómo me sentí después de verla...

Fecha

SEMANA 21

Acerca de ti...

A partir de ahora, para conocer tus medidas usaremos otra referencia, se te medirá desde la cabeza a los pies y, según este nuevo dato, mides 27cm y tu peso es de 360g.

Tu médula ósea ha empezado a crear glóbulos, algo que hasta ahora realizaban el bazo y el hígado. La placenta ha aportado casi todos tus nutrientes, pero a partir de este momento empiezas a absorber pequeñas cantidades de azúcar gracias al líquido amniótico que tragas.

Tu piel se hace más fuerte y es menos transparente. Estás ganando grasa de forma constante y el vérnix es ahora una gruesa capa de cera que facilitará tu nacimiento.

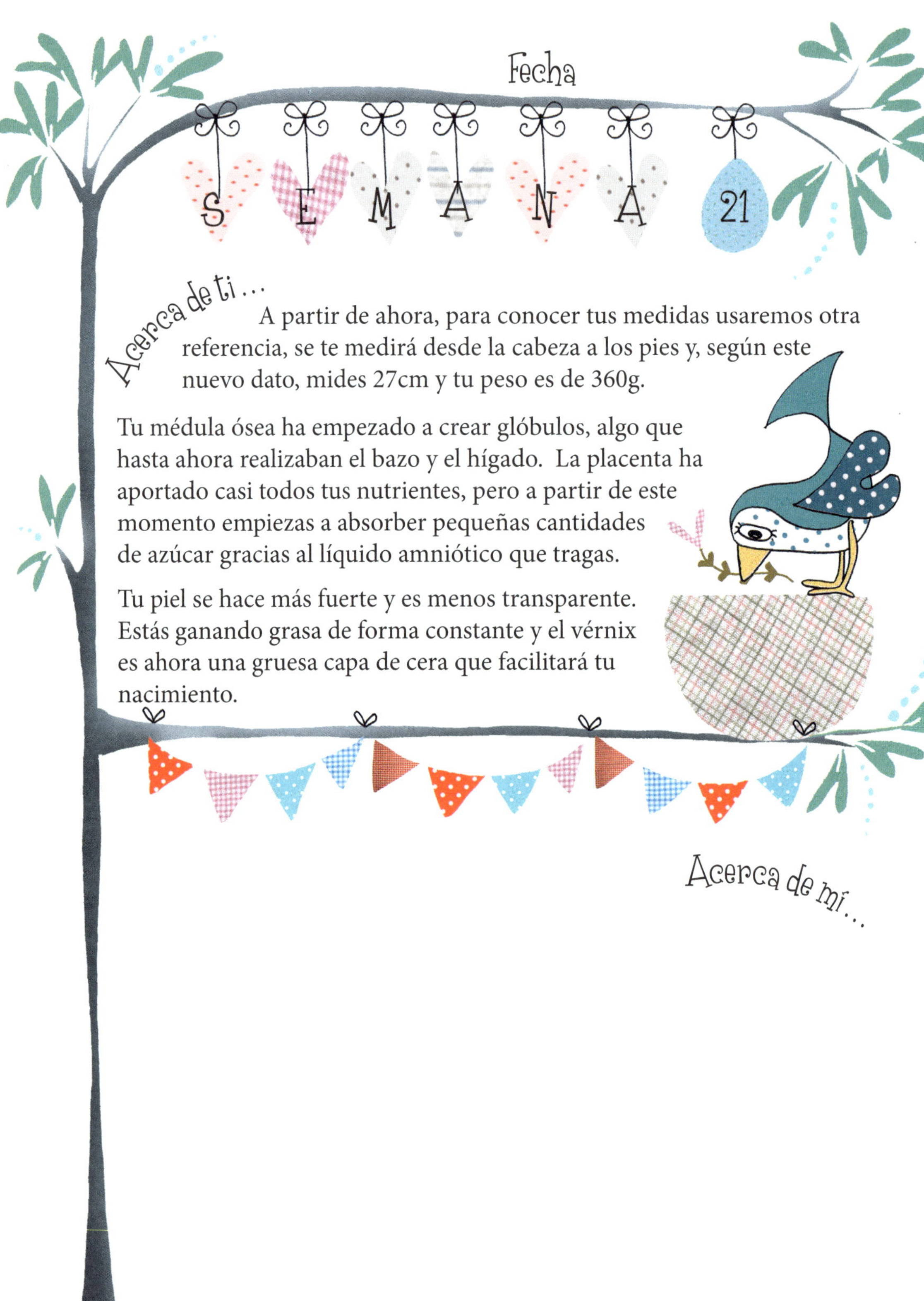

Acerca de mí...

Lo que hemos estado haciendo…

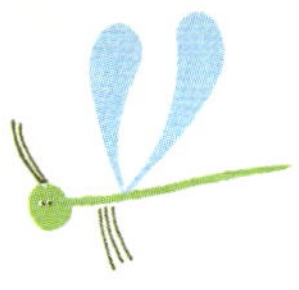

"Comienzo a amar a esta criatura,
y desear su nacimiento aunque por
otro lado no quisiera que se separase
de mí."

Mary Wollstonecraft

Fecha

SEMANA 22

Acerca de ti...

Mides unos 28cm y pesas unos 450g. Aproximadamente tienes el tamaño de una papaya.

Tus cejas y pestañas ya están formadas y tienes uñas. Tus párpados continúan cerrados y aunque el iris de tus ojos se ha constituido, aún no tiene el pigmento que determinará su color. Tu piel se va engrosando, pero aún es fina y tiene arrugas, que no desaparecerán hasta que empieces a acumular grasa durante el tercer trimestre.

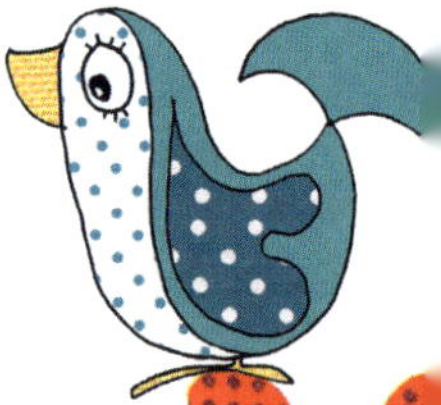

Las papilas gustativas se están iniciando en tu lengua. Aunque tus dientes no saldrán hasta después del nacimiento, los incisivos y los caninos comienzan a calcificar bajo las encías.

Acerca de mí...

Síntomas...

Emociones...

Antojos...

Peso...

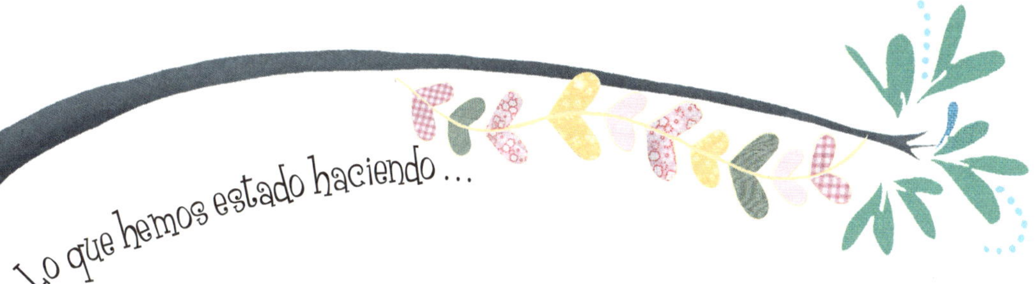

Lo que hemos estado haciendo...

Fecha

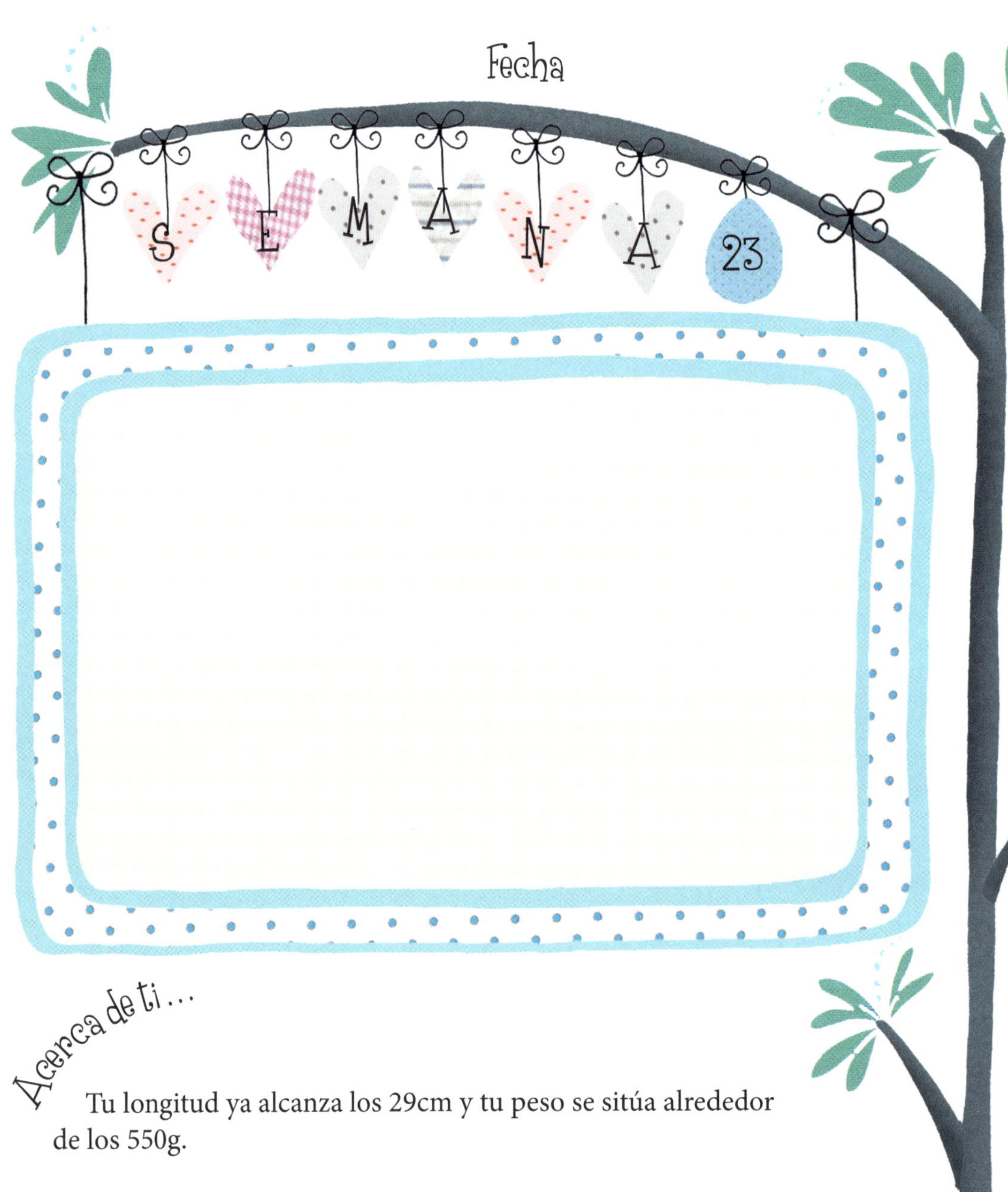

Acerca de ti...

Tu longitud ya alcanza los 29cm y tu peso se sitúa alrededor de los 550g.

Los huesecillos del oído medio se han endurecido y el oído interno está totalmente desarrollado, esto te permite percibir si estás situado cabeza arriba o cabeza abajo en mi vientre.

Los pigmentos de tu piel se están desarrollando y tus cejas ya pueden apreciarse. Tu cuerpo está bastante proporcionado, se asemeja al de un recién nacido, aunque te falta engordar un poco.

Tu páncreas, fundamental para la producción de hormonas, continúa desarrollándose y has comenzado a producir insulina, importante para la regulación de los niveles de azúcar.

Acerca de mí...

Lo que hemos estado haciendo ...

"La vida es crecer siempre.
!Nunca dejes de hacerlo!
Siempre estaré a tu lado."

Cristina Flaquer

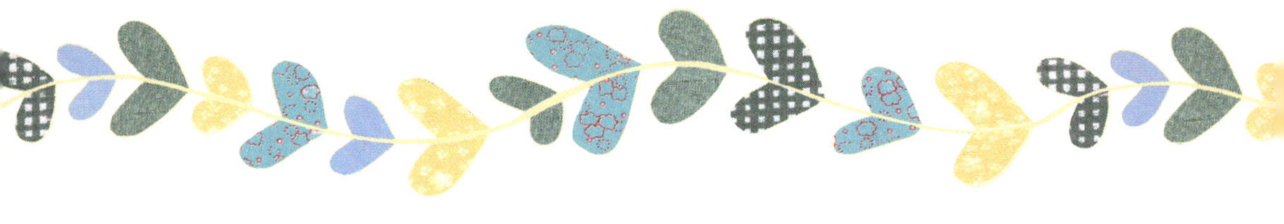

ANTES DE QUE
NAZCAS ME
GUSTARÍA...

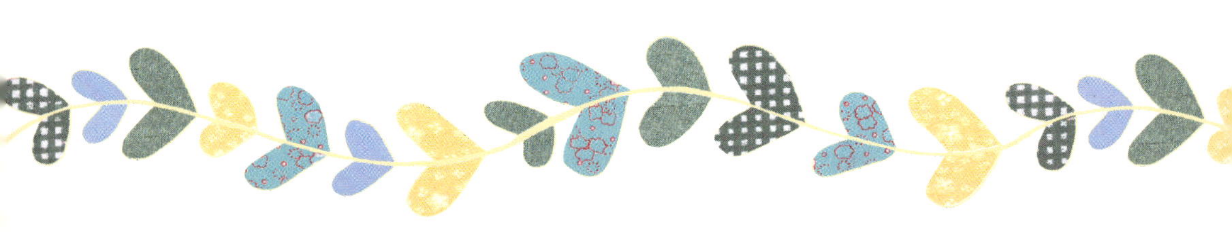

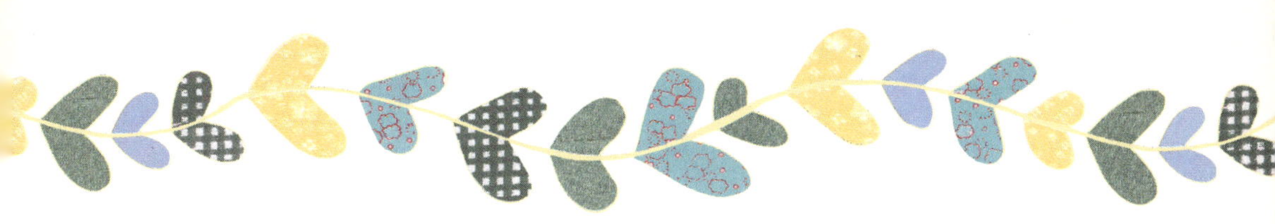

CONSEJOS QUE ME HAN DADO...

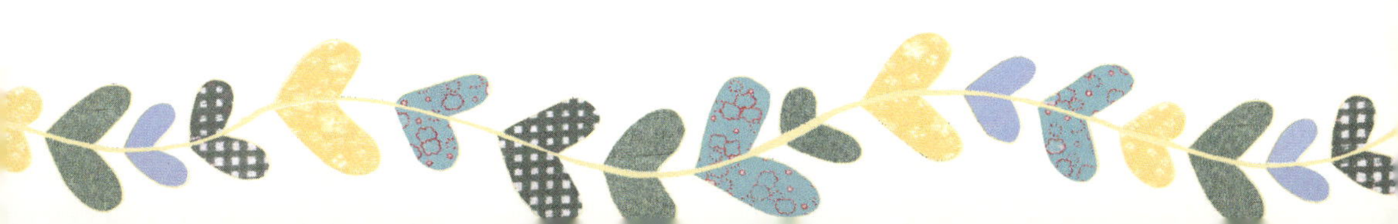

Fecha

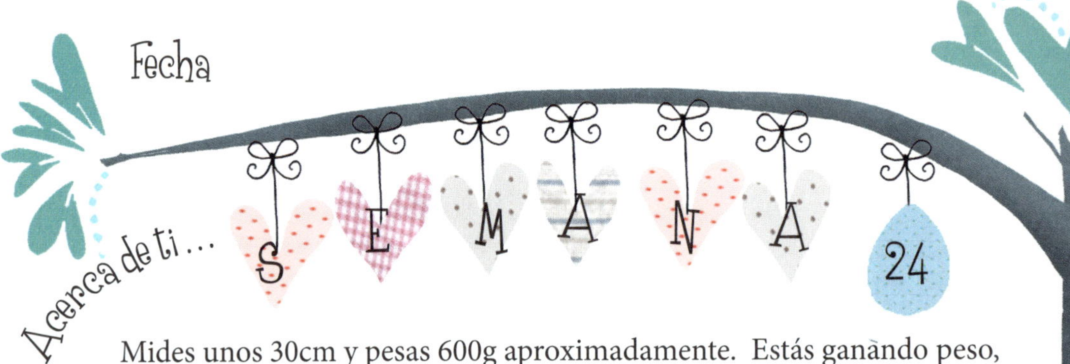

Mides unos 30cm y pesas 600g aproximadamente. Estás ganando peso, unos 90g a la semana. Este aumento de peso se debe a la formación de músculos, masa ósea y órganos.

Una circunstancia necesaria para la adaptación del aparato respiratorio a la vida extrauterina, es la aparición en los alvéolos fetales de la llamada sustancia surfactante. Tus pulmones empiezan a producir surfactante para reducir de forma significativa la tensión superficial dentro del alvéolo pulmonar, previniendo el colapso durante la espiración.

Las papilas gustativas continúan desarrollándose en tu lengua, que ya está completamente formada. Por este motivo, si yo bebo algo de sabor extraño o amargo, tú probablemente lo percibirías.

Pequeñas arrugas aparecen en las palmas de tus manos y en las plantas de tus pies. Ya puedes chuparte los dedos, manos e incluso los pies, y esto hace que mejore la coordinación muscular de tus manos y tu boca. Durante las próximas semanas las glándulas sudoríparas se formarán en tu piel.

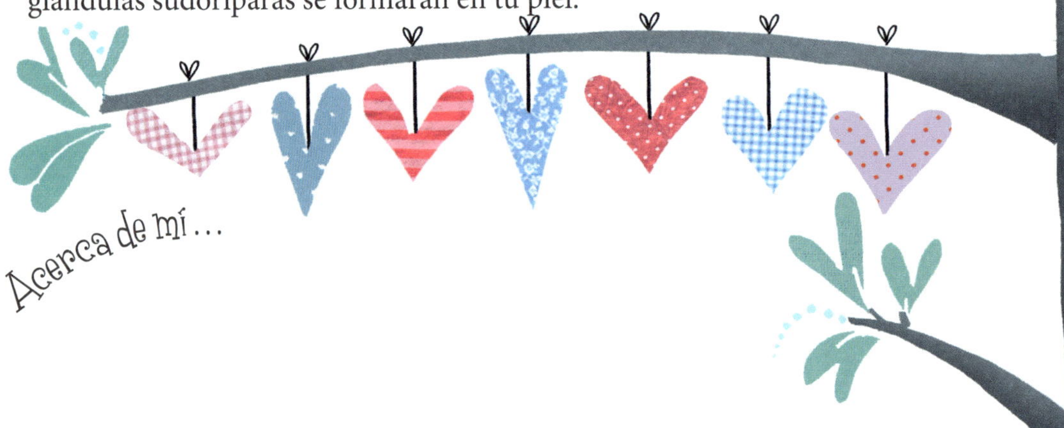

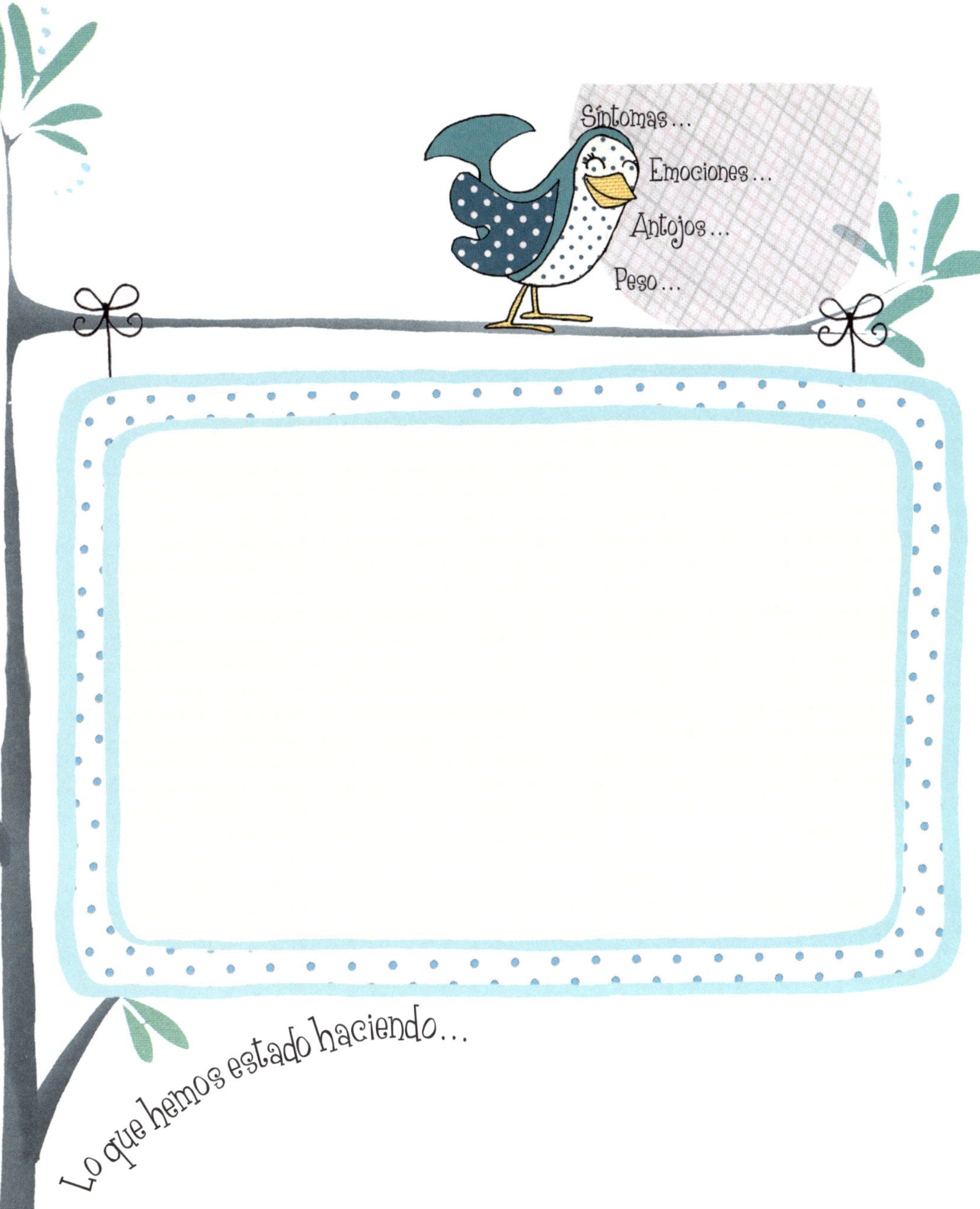

Lo que hemos estado haciendo...

Fecha

SEMANA 25

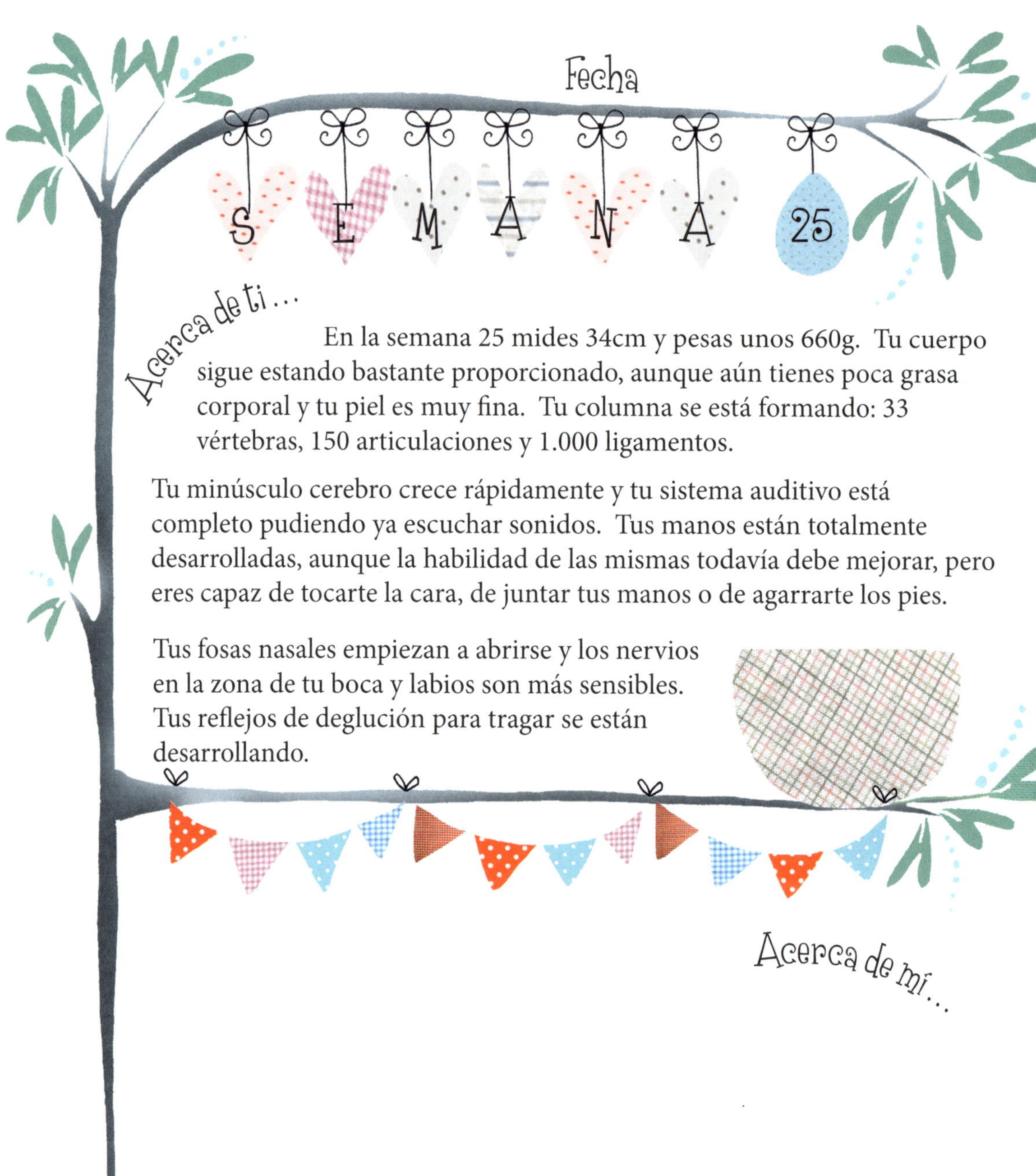

Acerca de ti...

En la semana 25 mides 34cm y pesas unos 660g. Tu cuerpo sigue estando bastante proporcionado, aunque aún tienes poca grasa corporal y tu piel es muy fina. Tu columna se está formando: 33 vértebras, 150 articulaciones y 1.000 ligamentos.

Tu minúsculo cerebro crece rápidamente y tu sistema auditivo está completo pudiendo ya escuchar sonidos. Tus manos están totalmente desarrolladas, aunque la habilidad de las mismas todavía debe mejorar, pero eres capaz de tocarte la cara, de juntar tus manos o de agarrarte los pies.

Tus fosas nasales empiezan a abrirse y los nervios en la zona de tu boca y labios son más sensibles. Tus reflejos de deglución para tragar se están desarrollando.

Acerca de mí...

Lo que hemos estado haciendo…

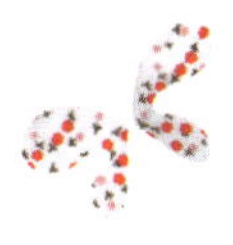

"No existe un lenguaje que
pueda expresar el poder,
la belleza y el heroísmo del
amor de una madre."

Edwin H Chapin

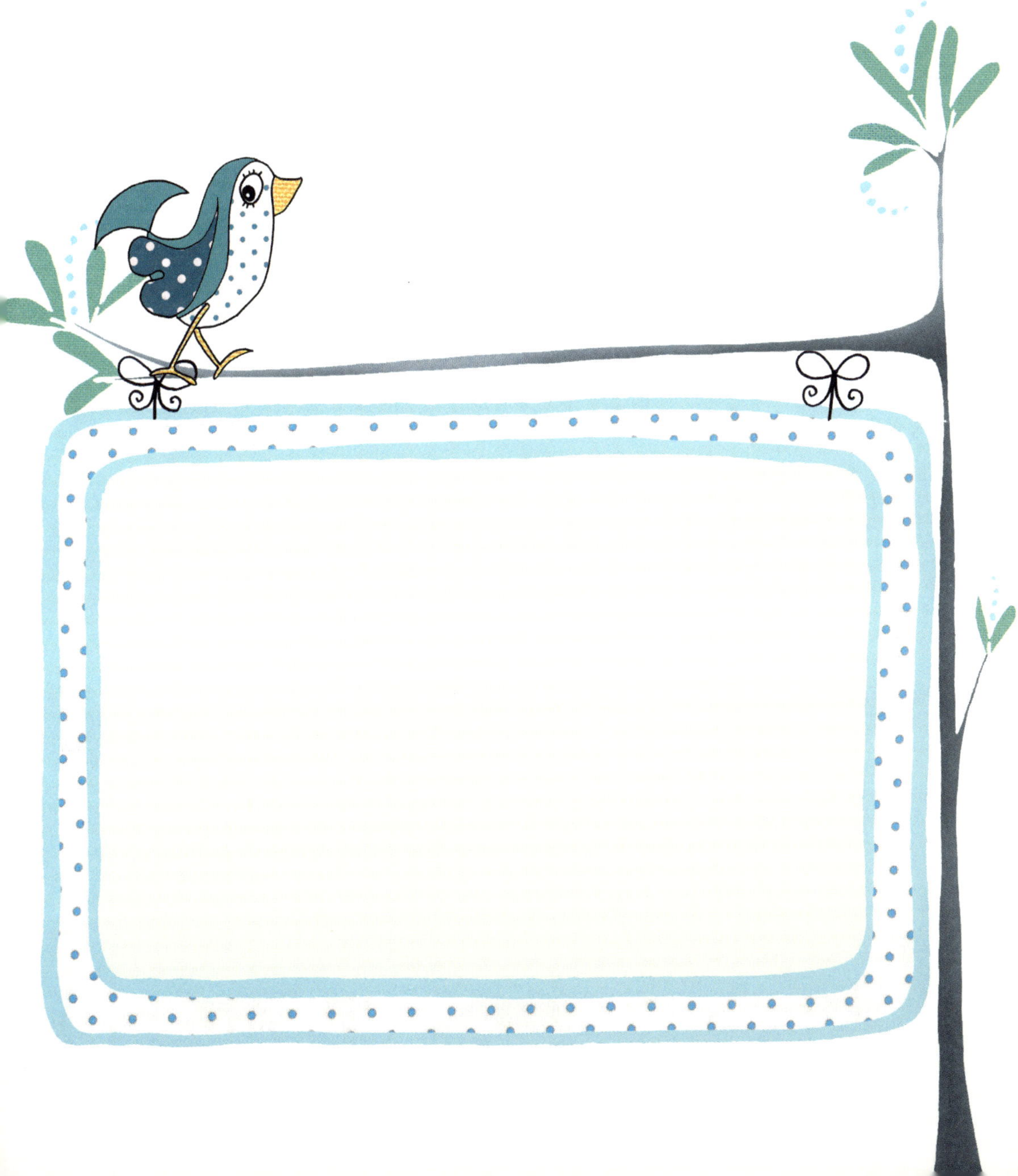

Fecha

SEMANA 26

Acerca de ti…

La medida de tu cuerpo es de 35,5cm y pesas unos 820g, tienes el tamaño aproximado de una berenjena. Tus pies miden unos 5cm.

Como ya puedes oír, podrás escuchar los latidos de mi corazón, los sonidos de mi estómago e incluso mi sangre fluyendo a través del cordón umbilical. Un ruido fuerte producirá cambios en la función amniótica que podría modificar tu ritmo cardíaco y la presión sanguínea.

Tu cerebro continúa desarrollándose al igual que la actividad de tus sistemas visuales y auditivos.

Tus manos son cada vez más activas. La coordinación muscular es tal que puedes fácilmente meterte el pulgar en la boca. Chupar te ayuda a fortalecer los músculos de tu boca. Una exploración de tu cerebro demostraría que ya respondes al tacto.

Acerca de mí...

Síntomas...

Emociones...

Antojos...

Peso...

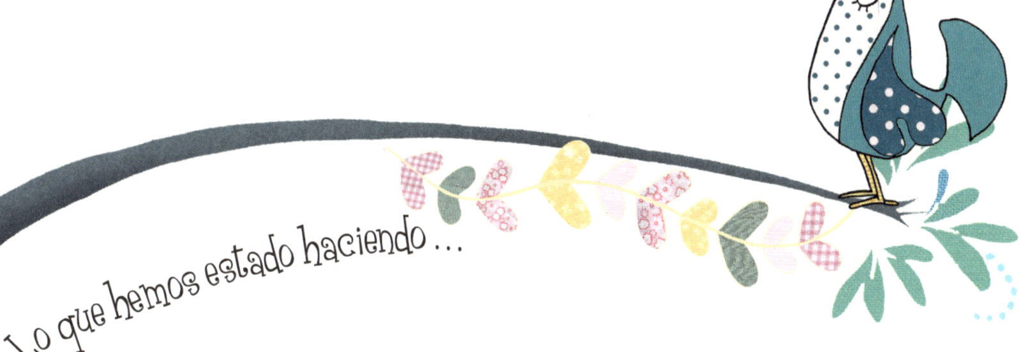

Lo que hemos estado haciendo...

Fecha

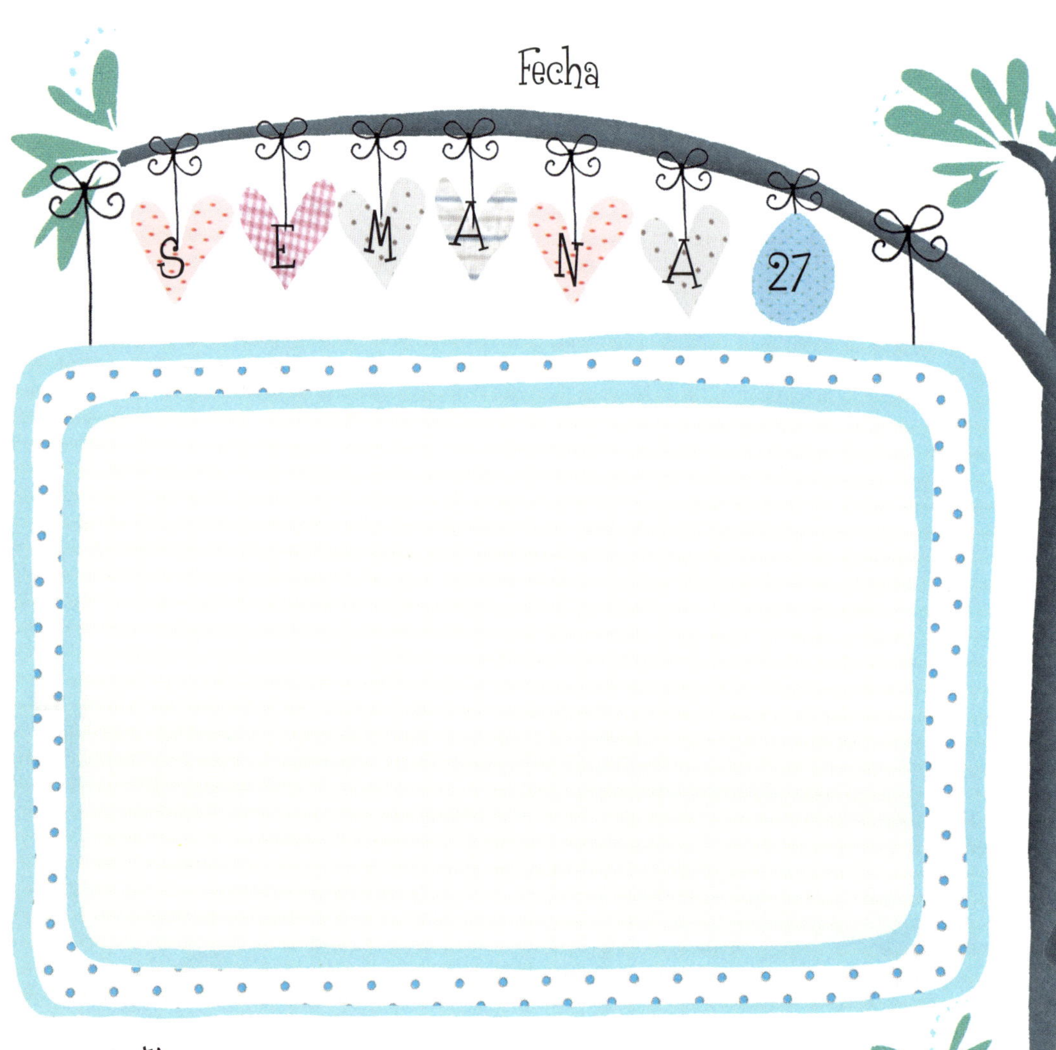

Acerca de ti...

Llegarás esta semana a los 36,5cm y pesarás unos 875g. El diámetro de tu cabeza supera los 7cm. Ahora tienes cejas, pestañas y tu pelo crece cada día. Tu tono muscular va mejorando y estás ganando peso.

Ya ha aparecido el pigmento en tu iris, aunque el color final de tus ojos no se definirá hasta unos meses después de tu nacimiento. Eres capaz de abrir los ojos, pero la mayor parte del tiempo los mantienes cerrados.

A medida que el sistema auditivo sigue desarrollándose, te vas familiarizando con los sonidos de tu entorno, especialmente voces y música.

Tu cuerpo está cubierto de vérnix, por lo que pareces un nadador de larga distancia.

Acerca de mí...

Lo que hemos estado haciendo ...

"Lo más importante que he aprendido a lo largo de los años es que no hay forma de ser una madre perfecta, pero que hay un millón de maneras de ser una buena madre."

Jill Churchill

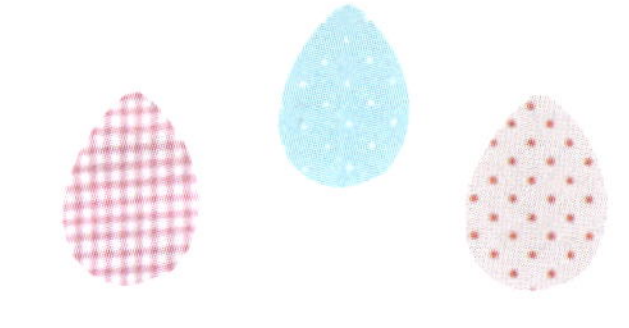

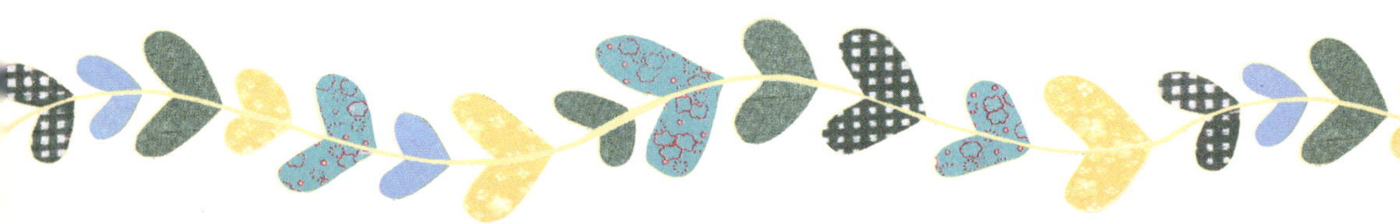

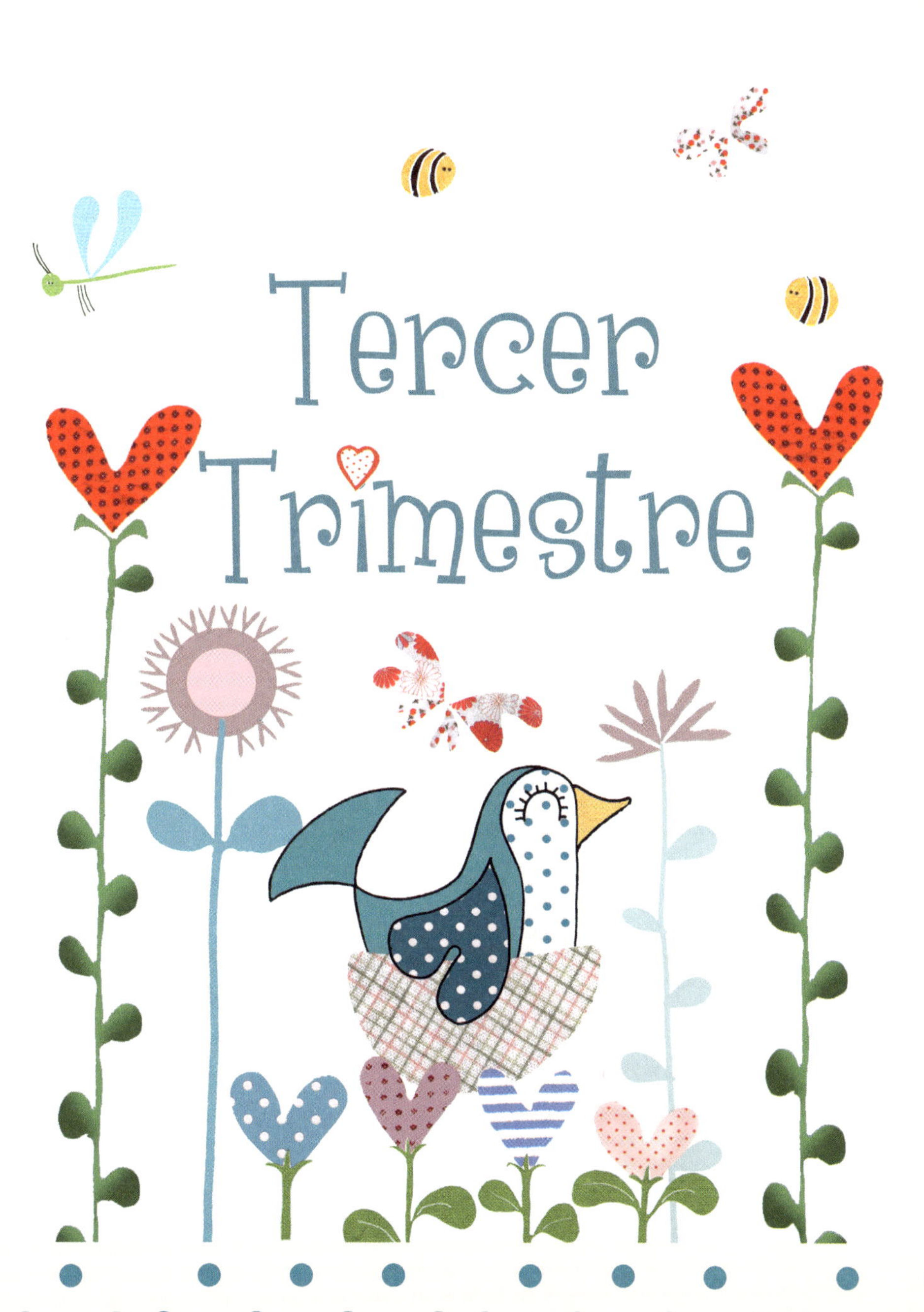
Tercer Trimestre

Fecha

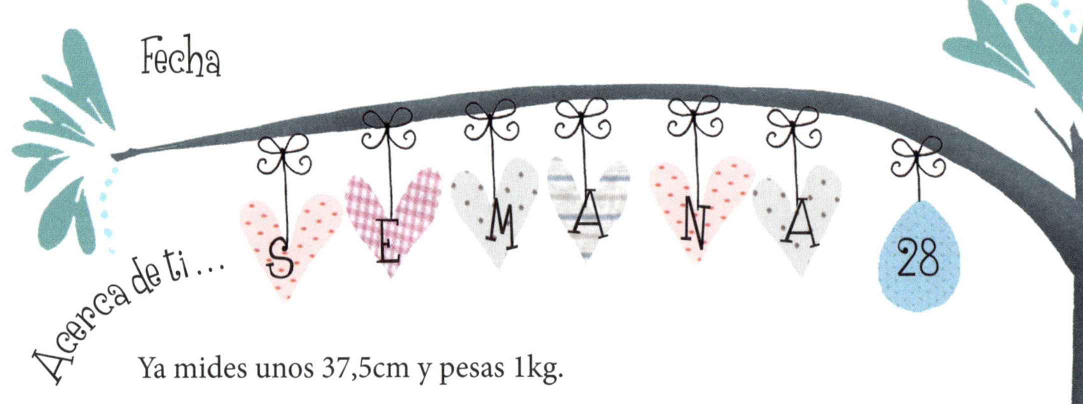

Ya mides unos 37,5cm y pesas 1kg.

Tus pies miden algo más de 5,5cm. Empieza a verse el pelo en tu cabeza y pequeños dientes de leche se han formado bajo tus encías.

A partir de ahora irás engordando y tus músculos se irán tonificando. Durante las próximas semanas, mientras tengas espacio para moverte, estarás más activo que nunca.

Las conexiones nerviosas entre tu oído y tu cerebro se han completado y empiezas a reconocer y reaccionar a sonidos, como las palabras y la música.

Acerca de mí...

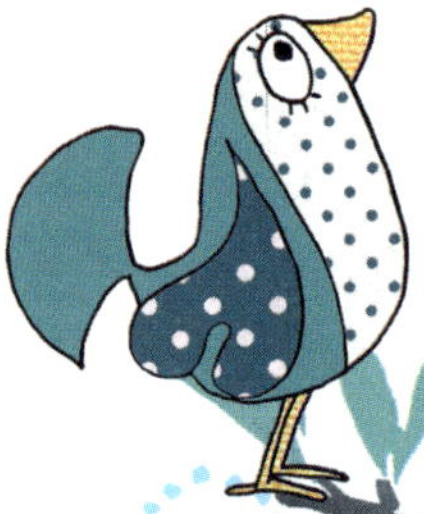

Síntomas…

Emociones…

Antojos…

Peso…

Lo que hemos estado haciendo…

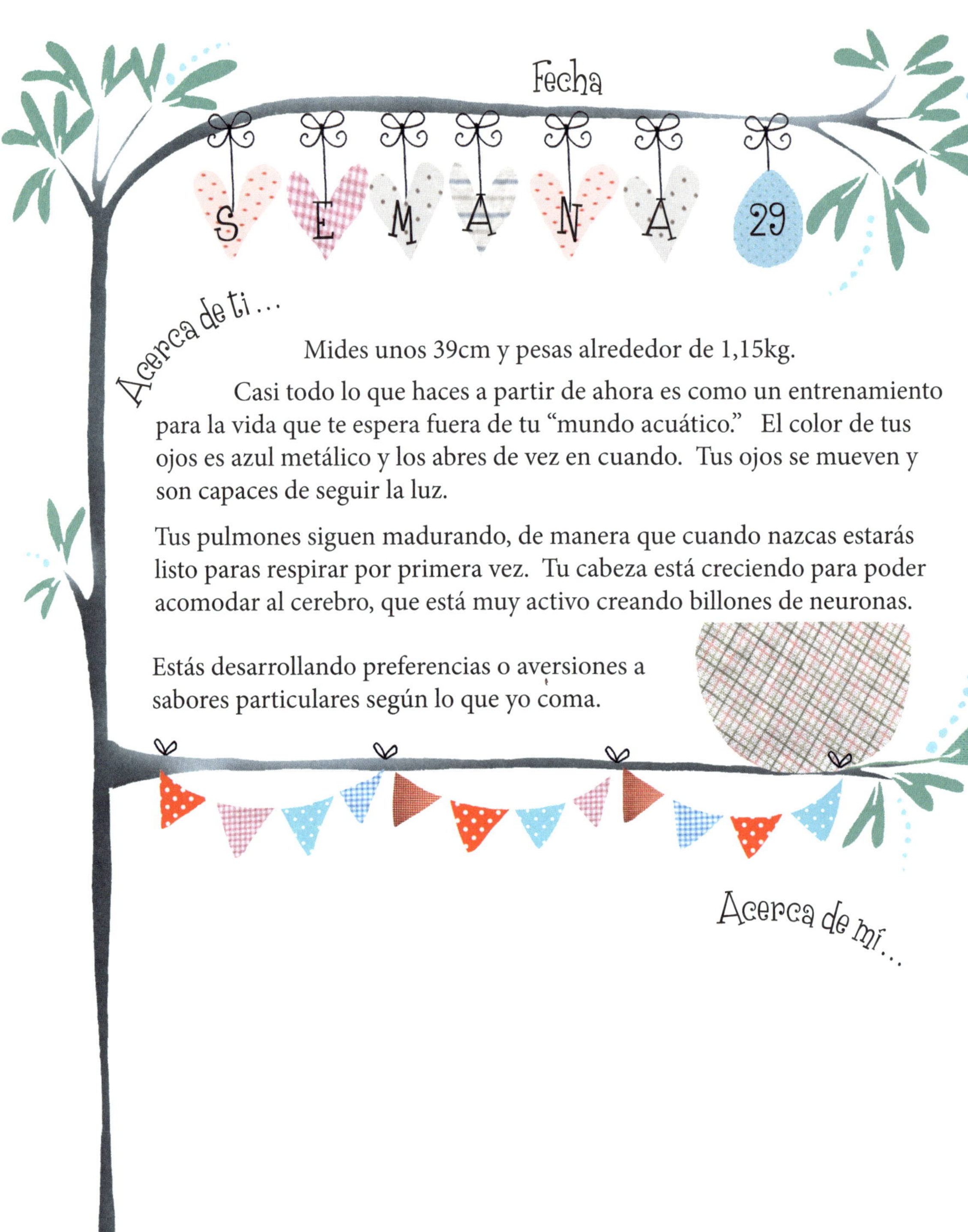

Acerca de ti…

Mides unos 39cm y pesas alrededor de 1,15kg.

Casi todo lo que haces a partir de ahora es como un entrenamiento para la vida que te espera fuera de tu "mundo acuático." El color de tus ojos es azul metálico y los abres de vez en cuando. Tus ojos se mueven y son capaces de seguir la luz.

Tus pulmones siguen madurando, de manera que cuando nazcas estarás listo paras respirar por primera vez. Tu cabeza está creciendo para poder acomodar al cerebro, que está muy activo creando billones de neuronas.

Estás desarrollando preferencias o aversiones a sabores particulares según lo que yo coma.

Acerca de mí…

Lo que hemos estado haciendo...

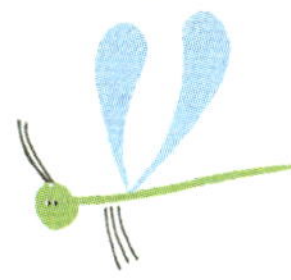

"No hay ni amistad ni amor
comparable al de una madre por su hijo."

Henry Ward Beecher

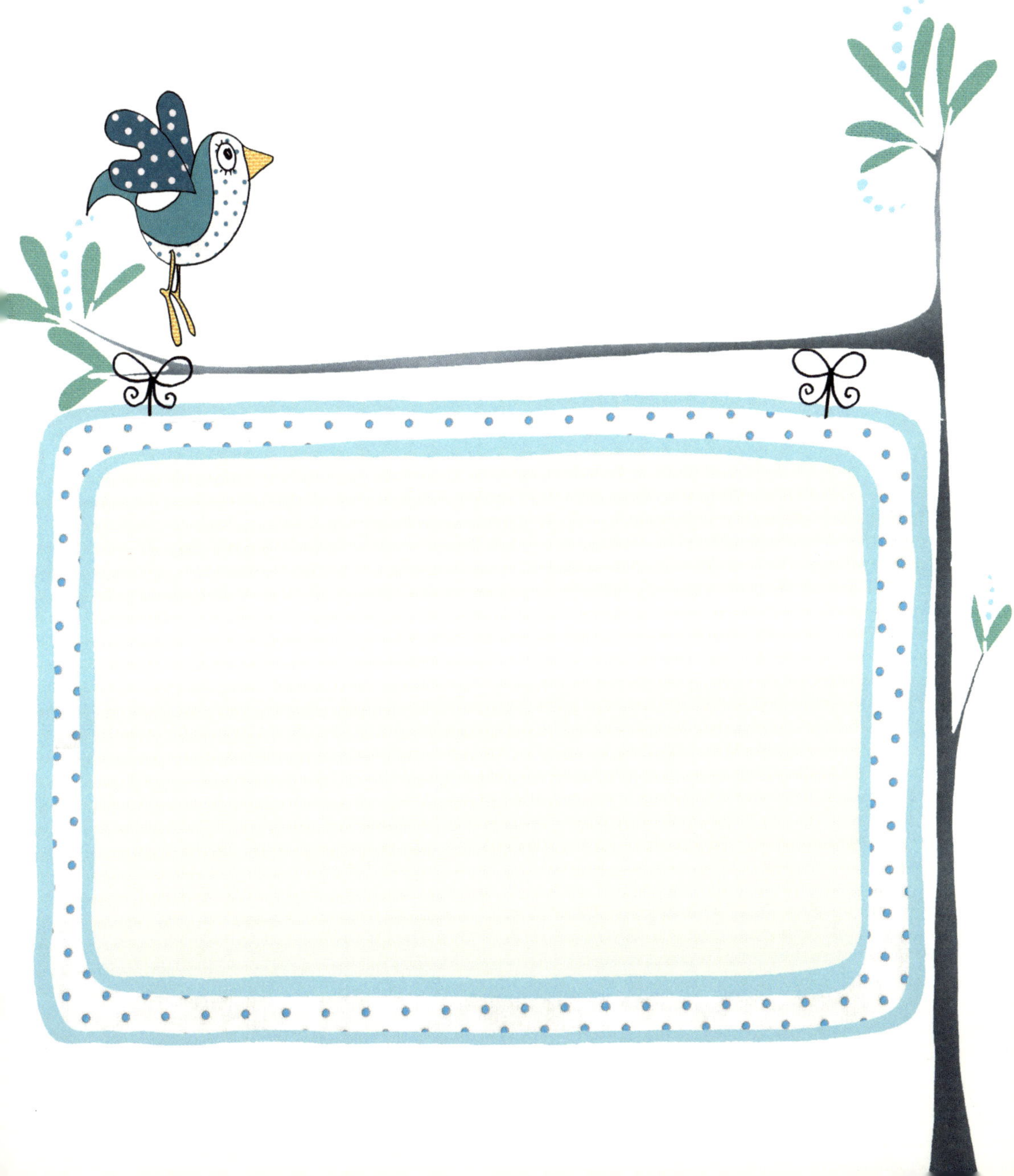

Fecha

SEMANA 30

Acerca de ti...

Sigues creciendo, tu cuerpo mide 40cm y pesas alrededor de 1,3kg. Tu tamaño es similar al de un melón pequeño.

Durante meses tu cordón umbilical ha sido tu sustento. Los alimentos te llegan desde mi sangre a través de la placenta y del cordón umbilical. A partir de ahora la médula ósea se encarga de la producción de glóbulos rojos que serán los responsables de transportar el oxígeno y eliminar los productos residuales.

Has comenzado a almacenar hierro, calcio y fósforo, además de grasa, lo que te permitirá en el futuro ser capaz de controlar la temperatura de tu cuerpo.

Tu cabeza y tu cuerpo están proporcionados como los de un bebé. Tus párpados se abren y se cierran más frecuentemente y son sensibles a la luz.

Acerca de mí…

Síntomas…

Emociones…

Antojos…

Peso…

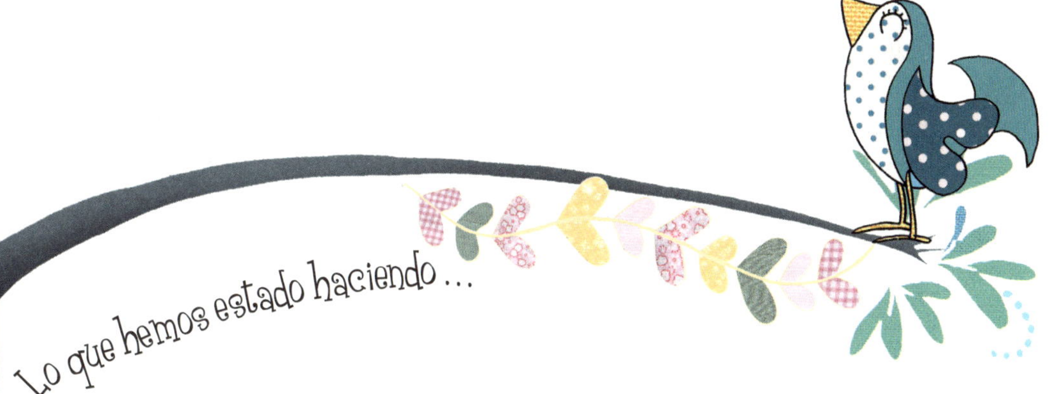

Lo que hemos estado haciendo…

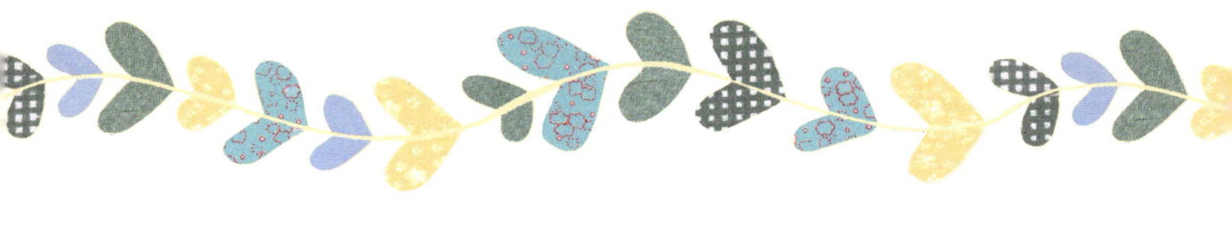

MIS PREFERENCIAS DURANTE EL PARTO...

Dónde me gustaría que nacieras ...

A quién quisiera tener a mi lado durante el parto ...

De qué me gustaría disponer ...

Cómo me gustaría que fuese el parto ...

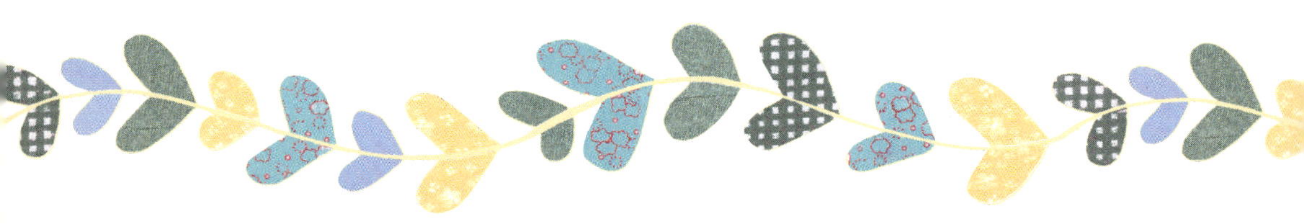

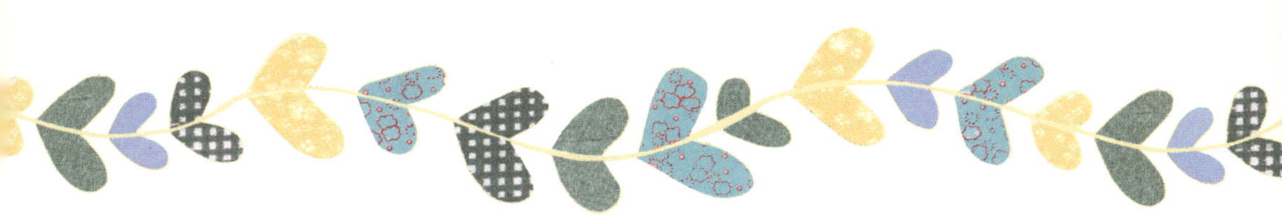

Posición preferida en el momento del parto ...

MIS PREFERENCIAS DURANTE EL PARTO ...

Mis preferencias sobre cómo aliviar el dolor ...

Cómo me gustaría alimentar a mi bebé ...

Qué pienso sobre el parto asistido ...

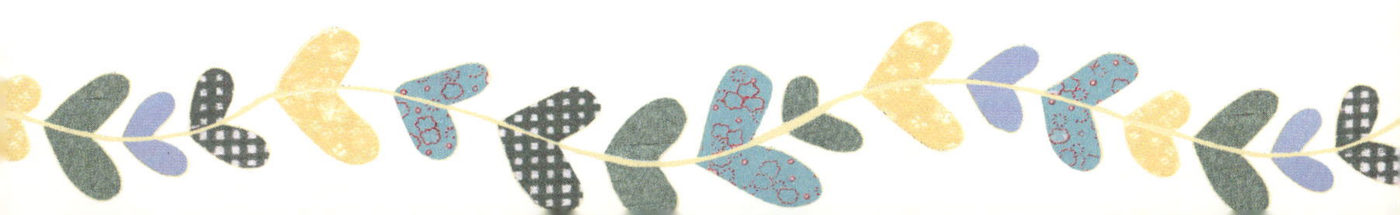

Fecha

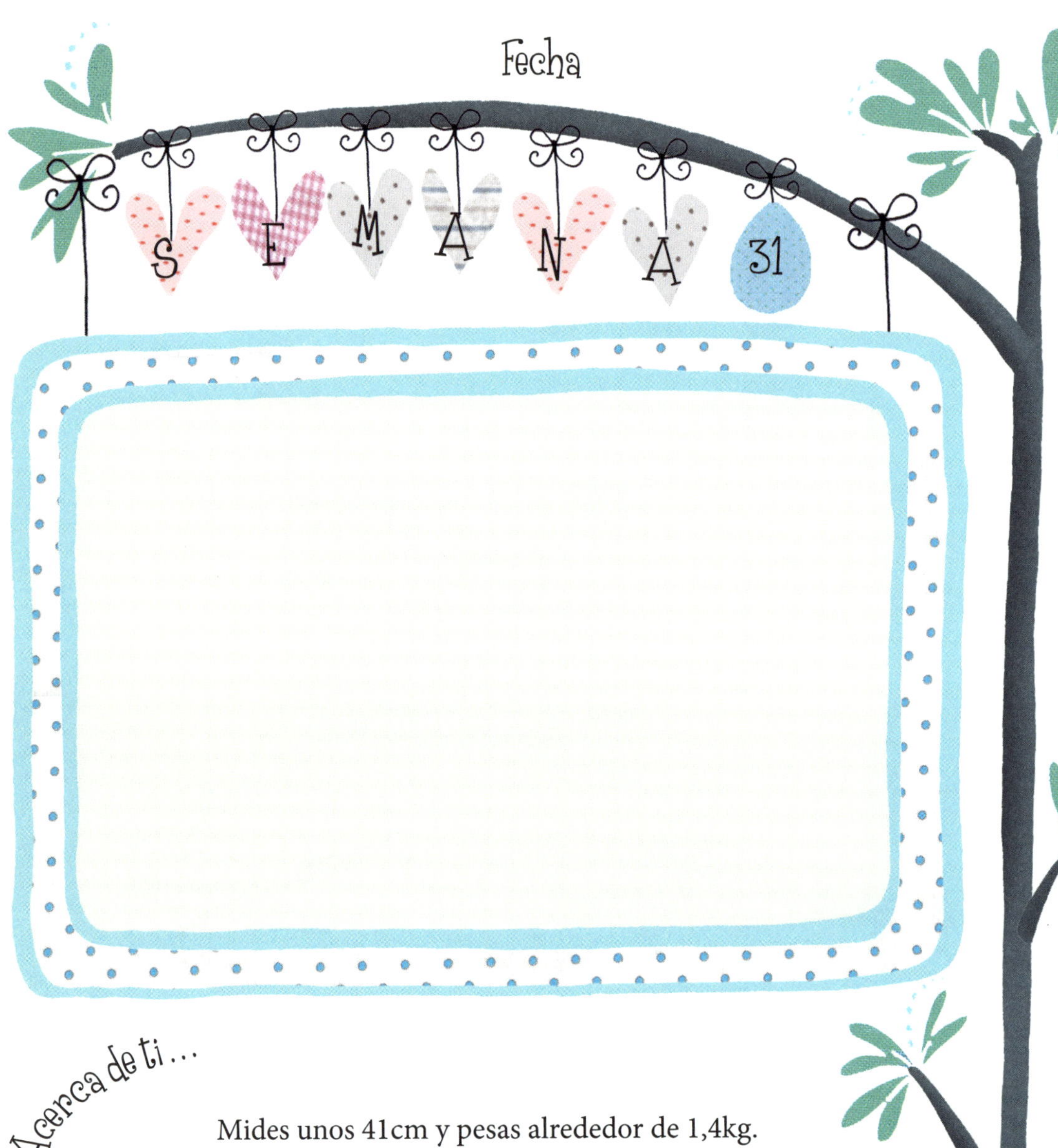

Acerca de ti...

Mides unos 41cm y pesas alrededor de 1,4kg.

Casi todos tus órganos vitales están funcionando. Tu desarrollo se centrará en madurar dichos órganos y en crear masa muscular y reserva de grasa.

Tus pulmones y el sistema digestivo están casi totalmente desarrollados. En las próximas semanas tus pulmones acabarán de madurar para que puedas respirar cuando nazcas.

A medida que creces, la cantidad de líquido amniótico se reduce. En este momento apenas hay 800ml a tu alrededor.

Desde ahora, tu aumento de peso será proporcionalmente mayor que tu crecimiento longitudinal.

Acerca de mí...

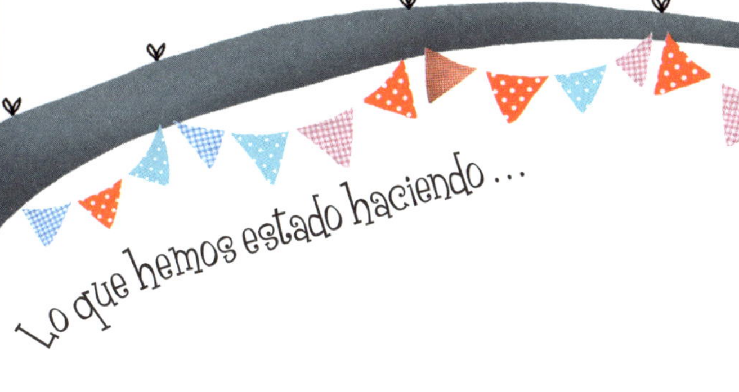

Lo que hemos estado haciendo ...

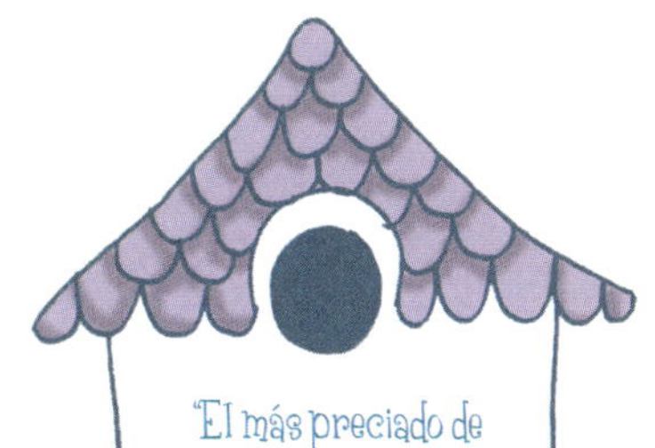

"El más preciado de nuestros tesoros es el amor de nuestros hijos."

Gemma Fusté

Fecha

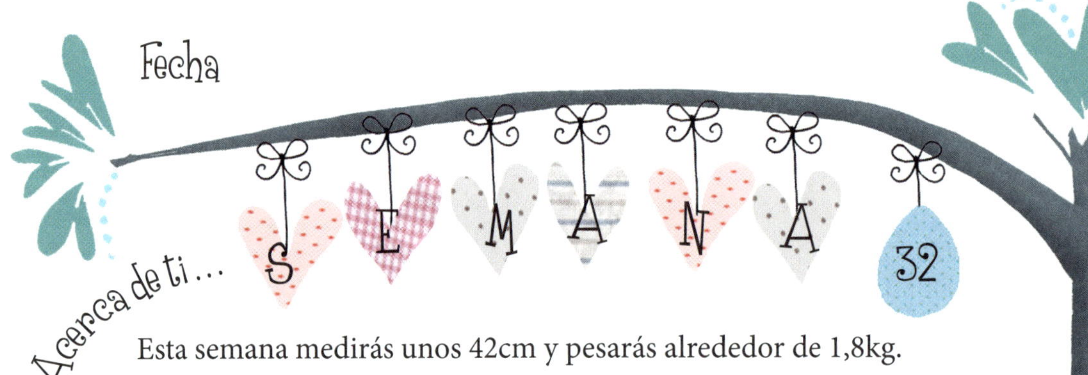

Esta semana medirás unos 42cm y pesarás alrededor de 1,8kg.

Casi no hay espacio en el útero para que te muevas, pero suficiente para mover brazos y piernas. También puedes girar la cabeza de un lado a otro y mover tus manos y tus pies.

El líquido amniótico te protege, amortiguando cualquier golpe que se pueda producir, ya que tu cerebro se está desarrollando. Tu cabeza tiene un diámetro de casi 10cm. Los huesos del cráneo permanecen blandos para facilitar tu salida en el momento del parto.

En las próximas semanas, la mitad del peso que yo aumente irá directamente a ti.

Acerca de mí...

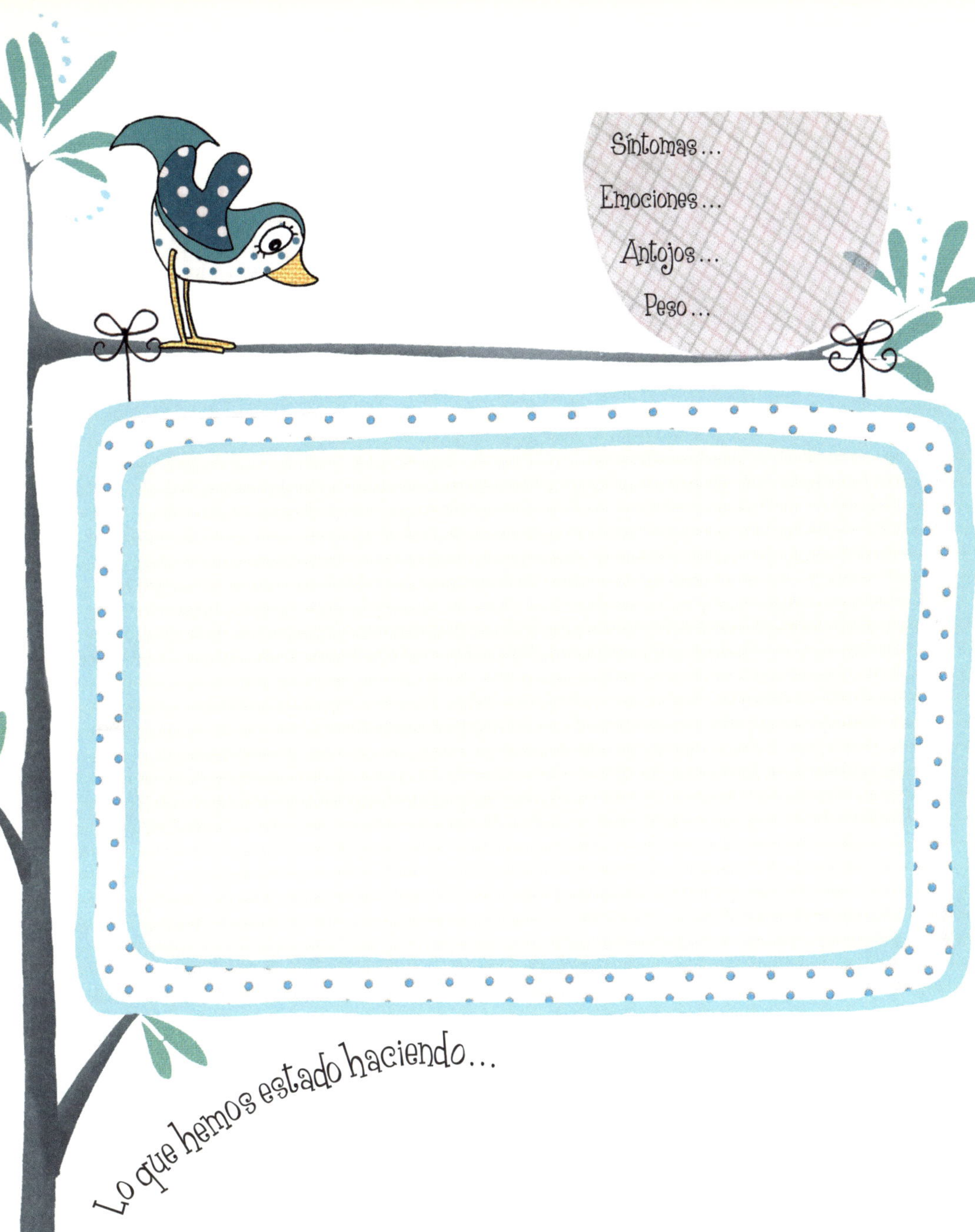

Lo que hemos estado haciendo...

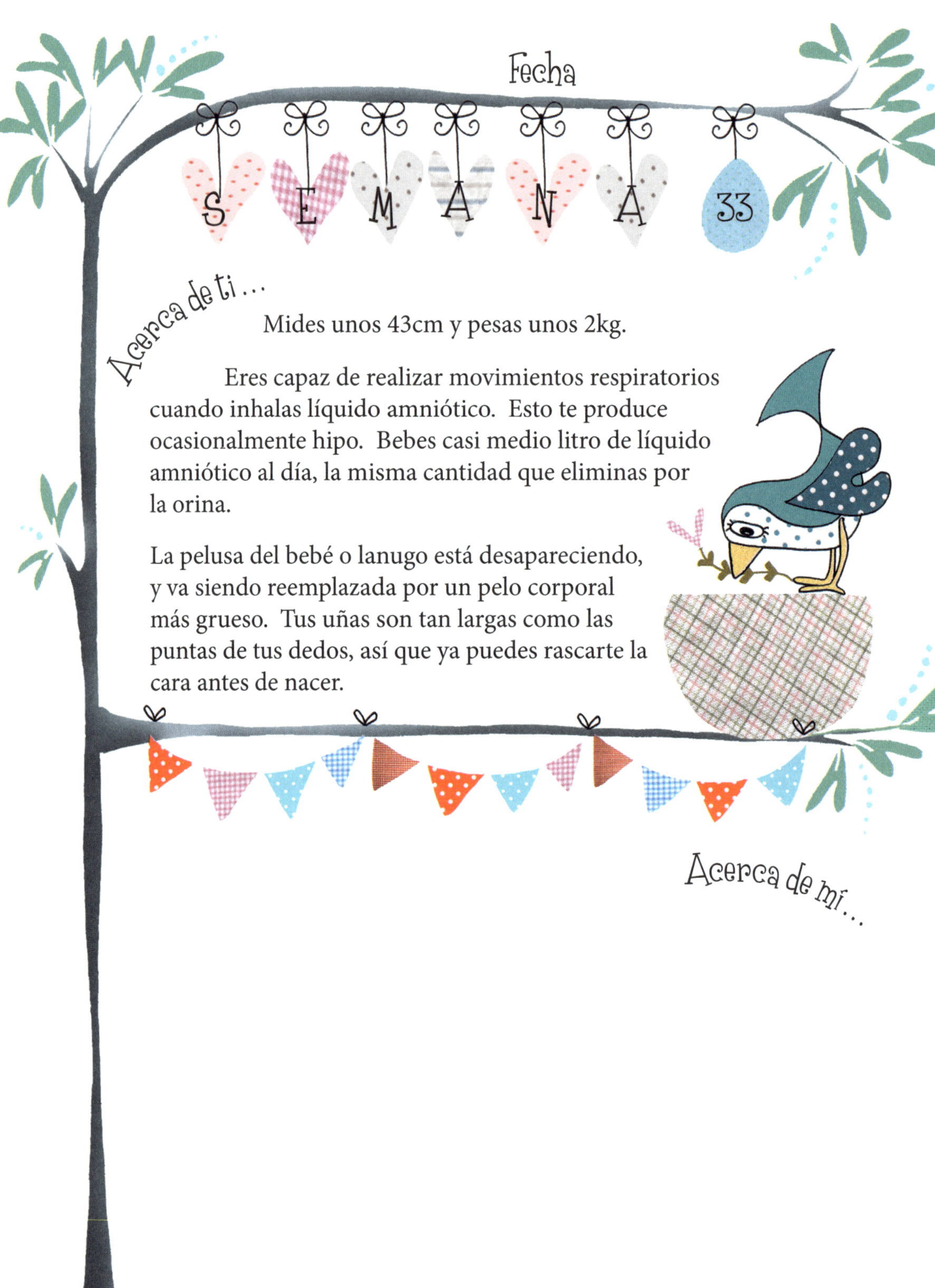

Acerca de ti…

Mides unos 43cm y pesas unos 2kg.

Eres capaz de realizar movimientos respiratorios cuando inhalas líquido amniótico. Esto te produce ocasionalmente hipo. Bebes casi medio litro de líquido amniótico al día, la misma cantidad que eliminas por la orina.

La pelusa del bebé o lanugo está desapareciendo, y va siendo reemplazada por un pelo corporal más grueso. Tus uñas son tan largas como las puntas de tus dedos, así que ya puedes rascarte la cara antes de nacer.

Acerca de mí…

Lo que hemos estado haciendo…

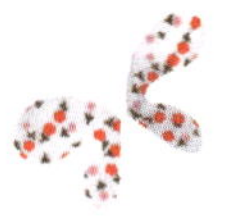

"Si pudiéramos acumular horas de sueño... Cuando estés entre nosotros las vamos a necesitar. Pero como es posible estar tan cansado y tan feliz al mismo tiempo."

Laura Tomás

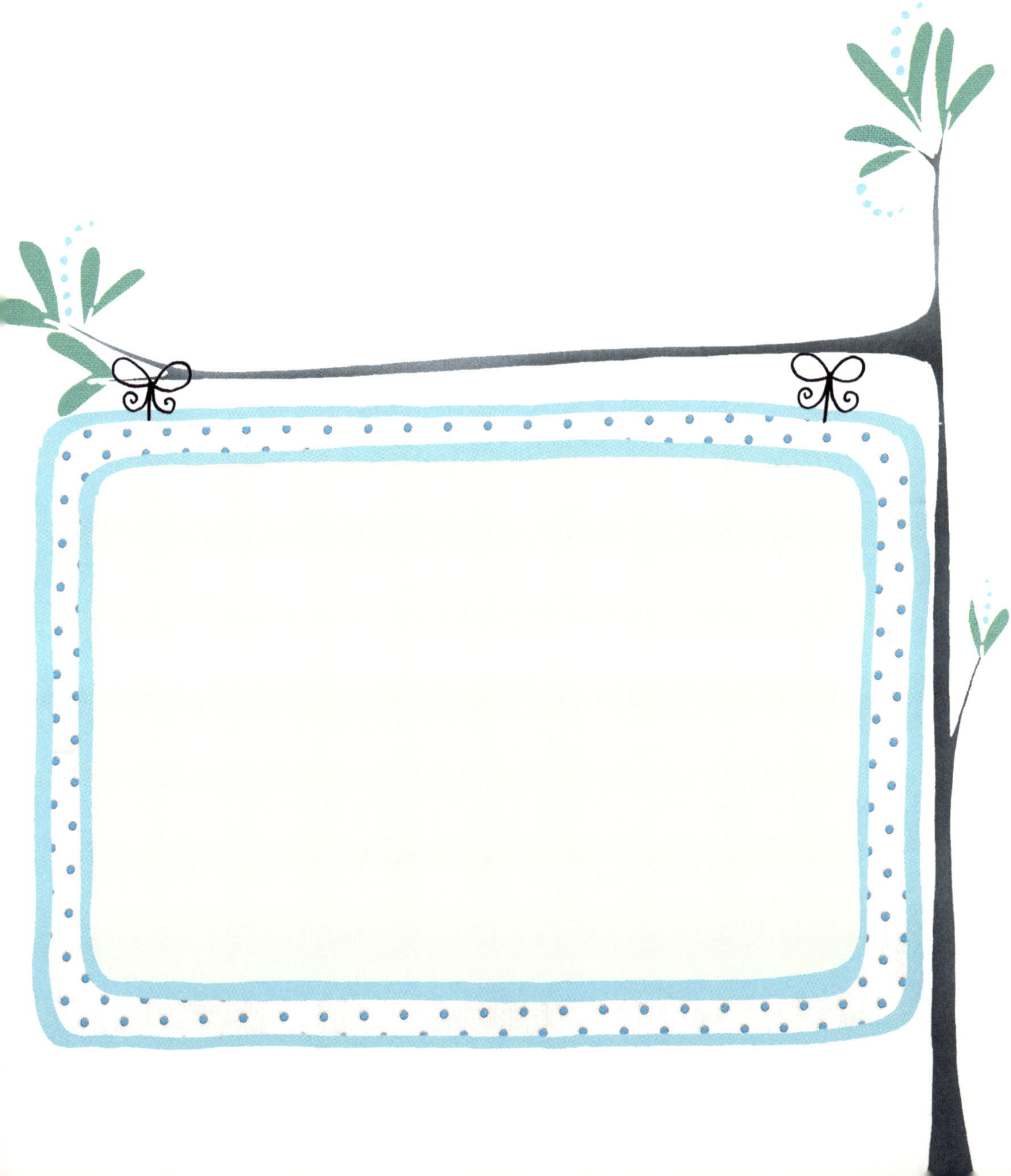

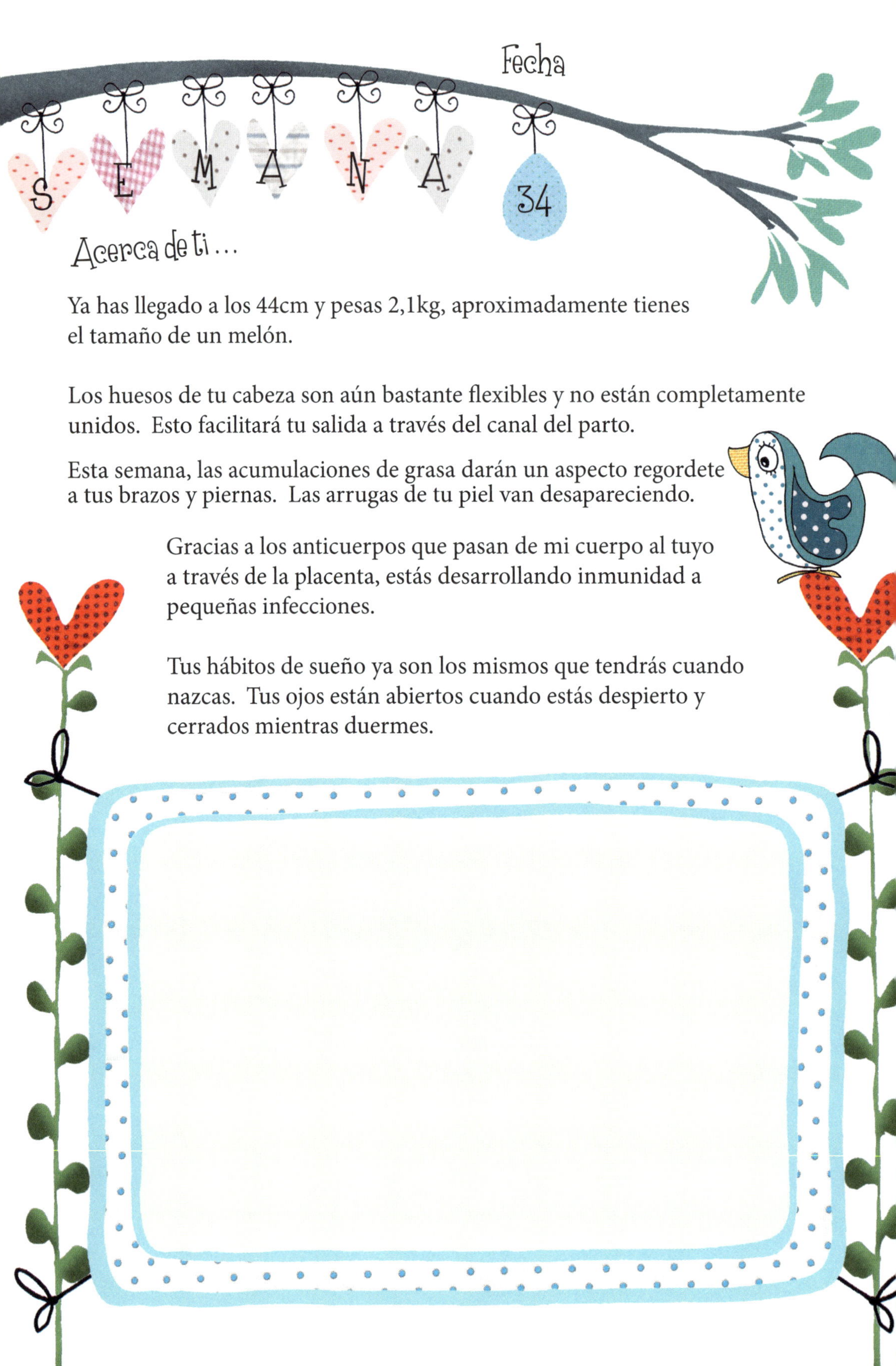

Acerca de ti…

Ya has llegado a los 44cm y pesas 2,1kg, aproximadamente tienes el tamaño de un melón.

Los huesos de tu cabeza son aún bastante flexibles y no están completamente unidos. Esto facilitará tu salida a través del canal del parto.

Esta semana, las acumulaciones de grasa darán un aspecto regordete a tus brazos y piernas. Las arrugas de tu piel van desapareciendo.

Gracias a los anticuerpos que pasan de mi cuerpo al tuyo a través de la placenta, estás desarrollando inmunidad a pequeñas infecciones.

Tus hábitos de sueño ya son los mismos que tendrás cuando nazcas. Tus ojos están abiertos cuando estás despierto y cerrados mientras duermes.

Acerca de mí…

Síntomas…

Emociones…

Antojos…

Peso…

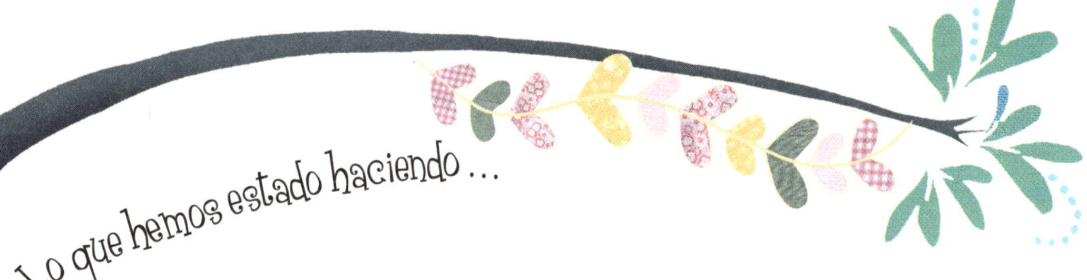

Lo que hemos estado haciendo…

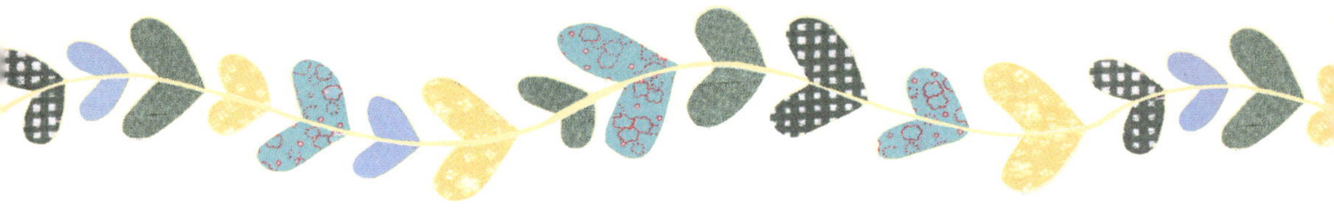

DESEANDO QUE LLEGUE EL PARTO

Lo que me hace más ilusión…

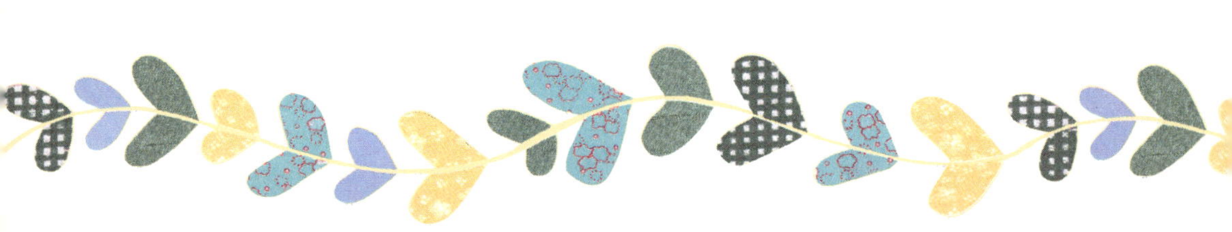

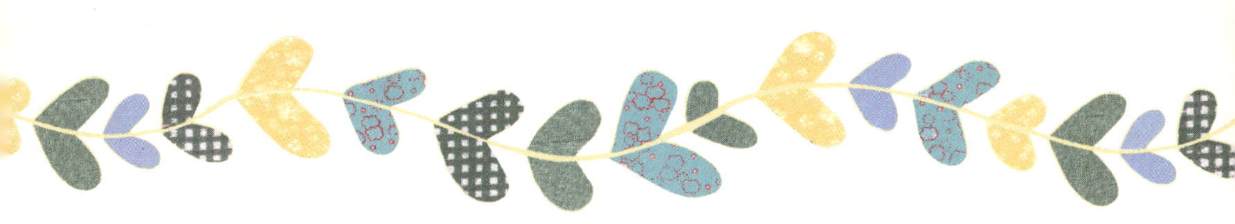

Qué me preocupa…

DESEANDO QUE LLEGUE EL PARTO

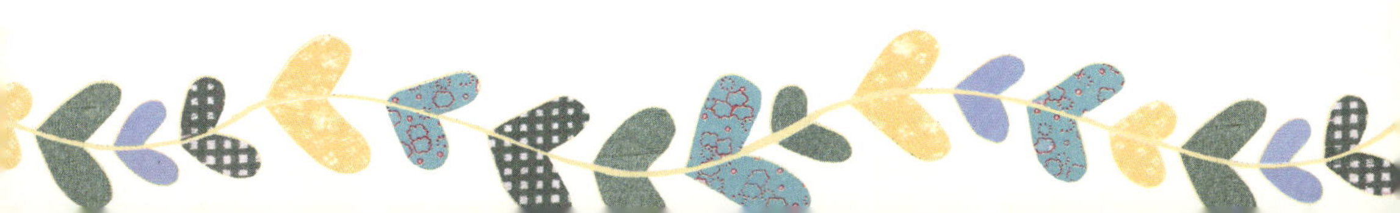

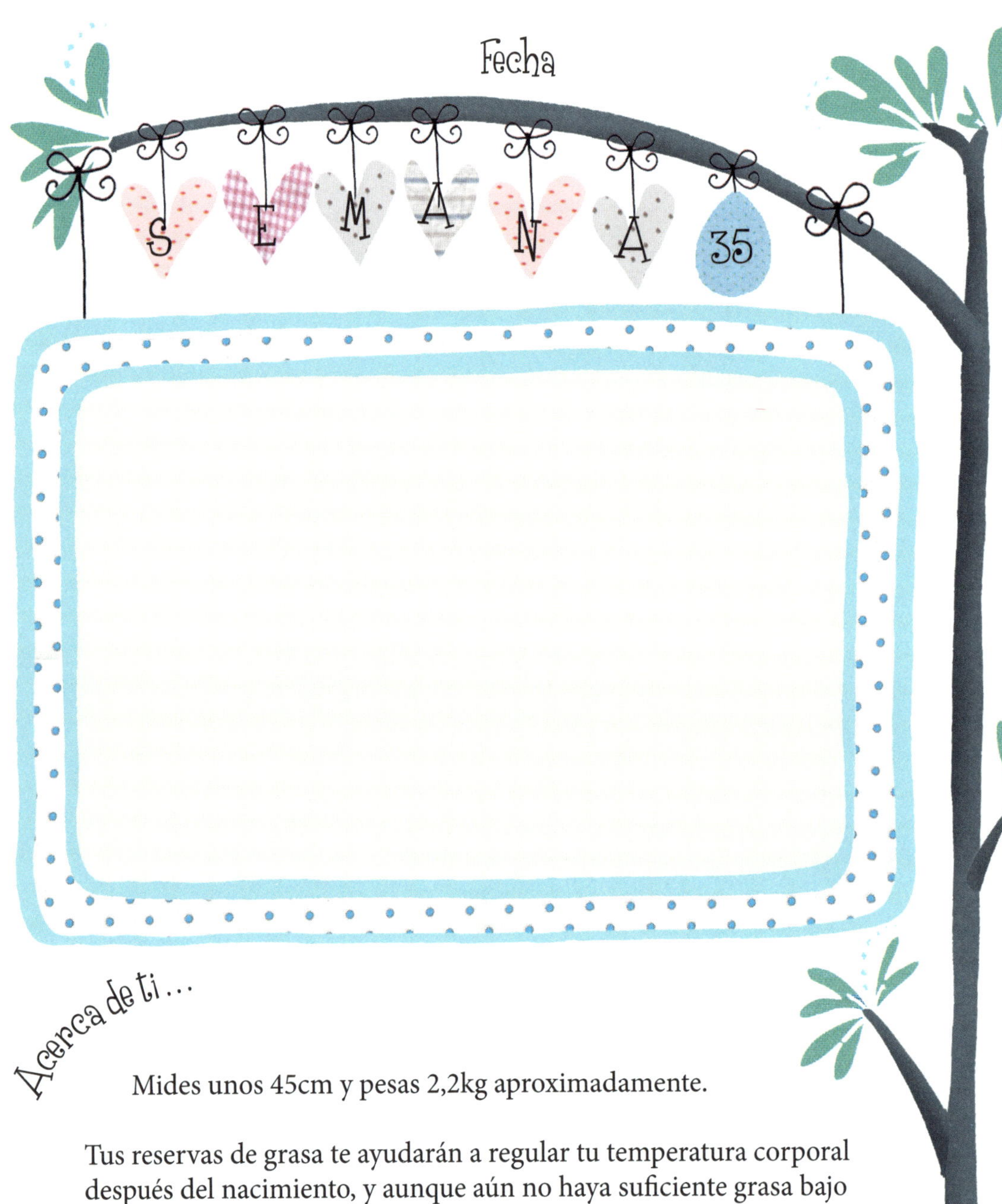

Acerca de ti...

Mides unos 45cm y pesas 2,2kg aproximadamente.

Tus reservas de grasa te ayudarán a regular tu temperatura corporal después del nacimiento, y aunque aún no haya suficiente grasa bajo tu piel para mantenerte calentito fuera de mi vientre, ésta se irá acumulando rápidamente en tu cuerpo para conseguirlo.

Tus pulmones han madurado casi por completo. Tus reflejos se muestran cada vez más coordinados, giras la cabeza, agarras firmemente y respondes a los sonidos, a la luz y al tacto.

Acerca de mí...

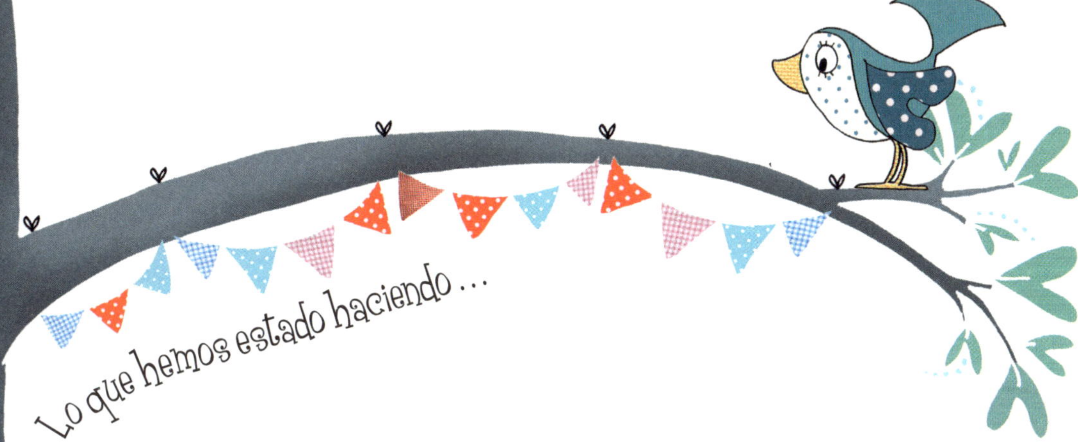

Lo que hemos estado haciendo ...

"Los bebés nos traen un trozo de cielo a la tierra."

Sofía García-Guereta

Fecha

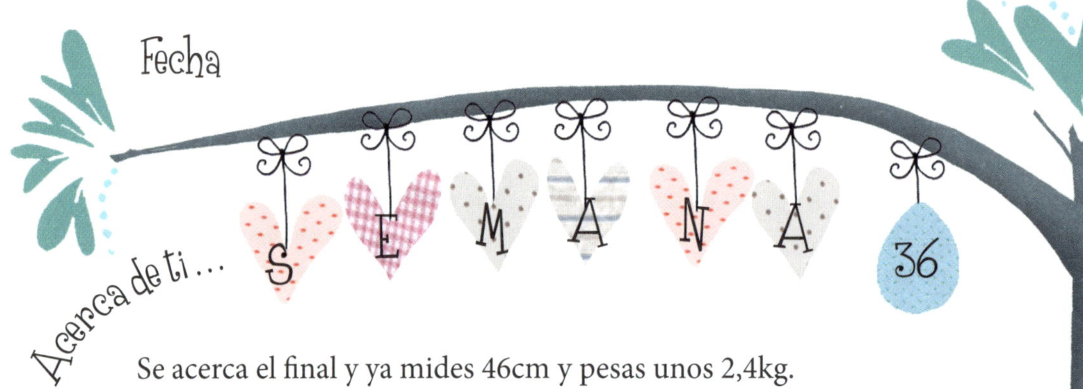

Se acerca el final y ya mides 46cm y pesas unos 2,4kg.

Generalmente los bebés engordan aproximadamente un cuarto de kilo por semana, desde este momento hasta el nacimiento. A medida que ganas peso, se forman depósitos de grasa, originándose arrugas y pliegues alrededor de tu cuello, muslos, muñecas y tobillos.

Probablemente habrás empezado a descender hacia la parte inferior de mi pelvis y, cualquiera que sea ahora tu posición, es muy probable que sea la misma que tendrás en el momento del parto.

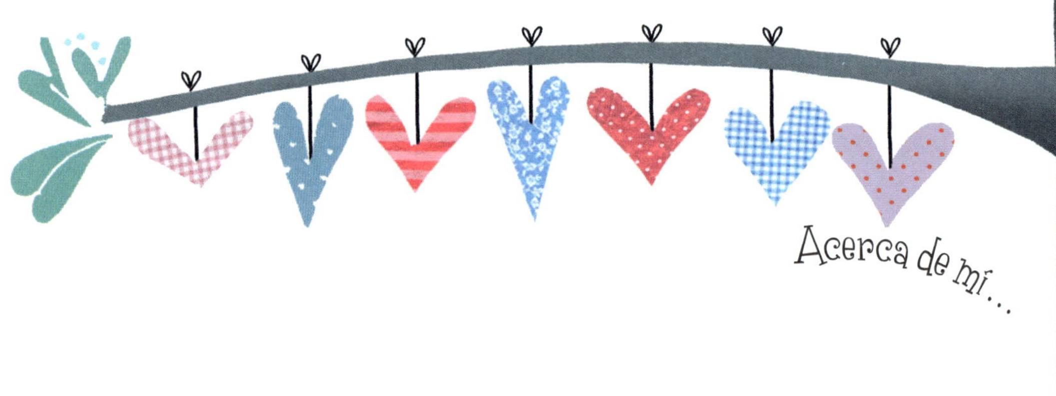

Acerca de mí...

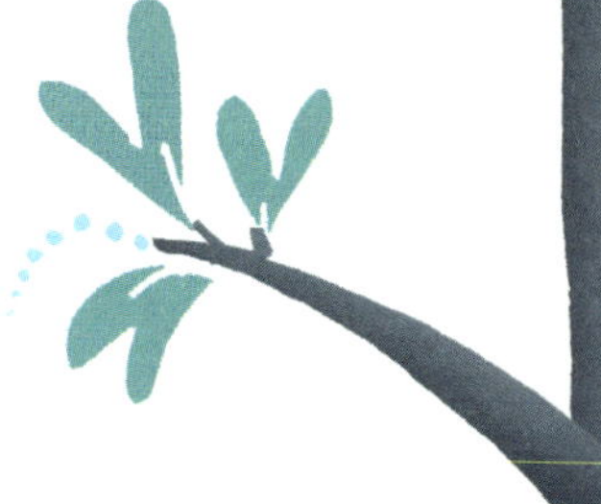

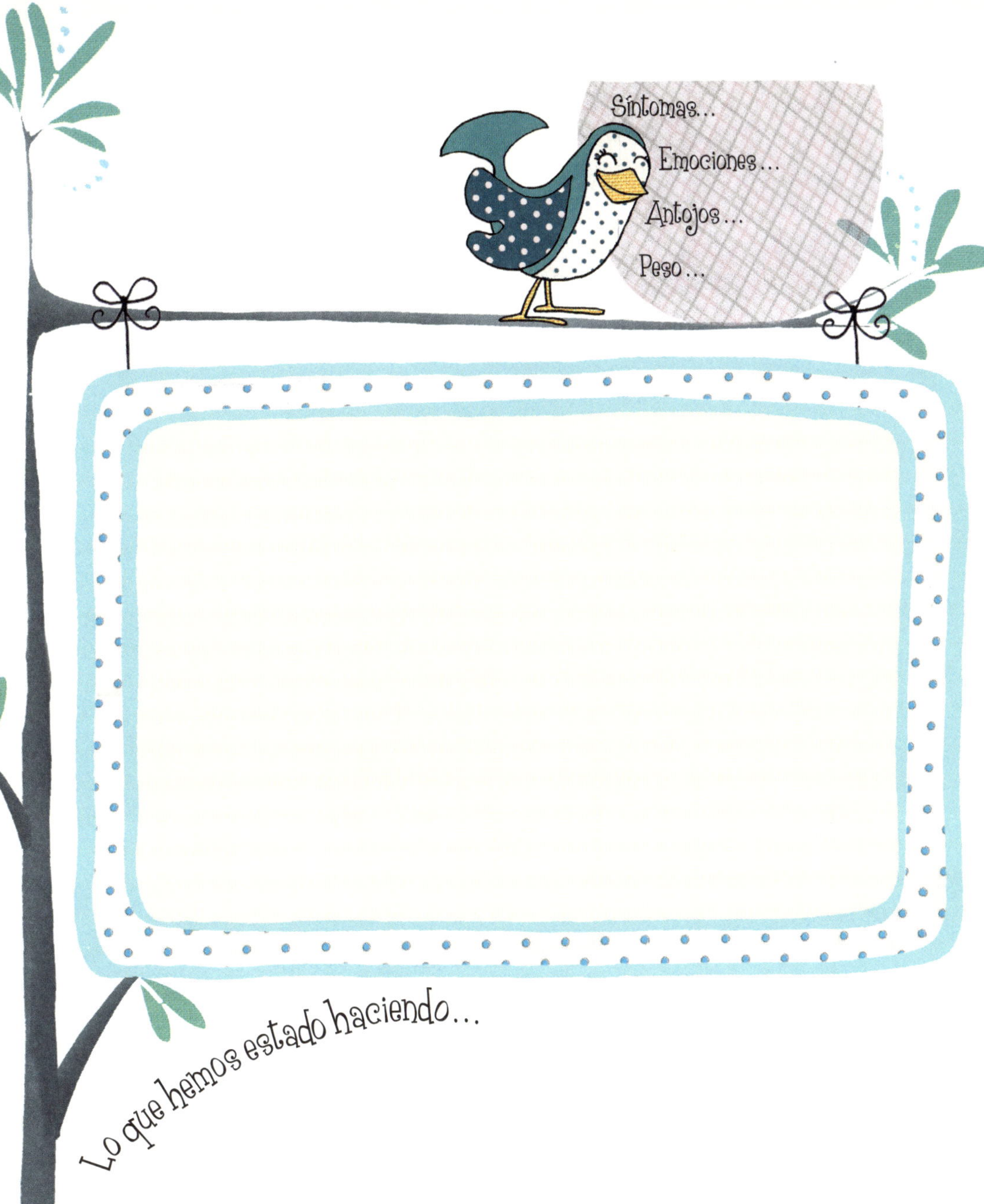

Lo que hemos estado haciendo...

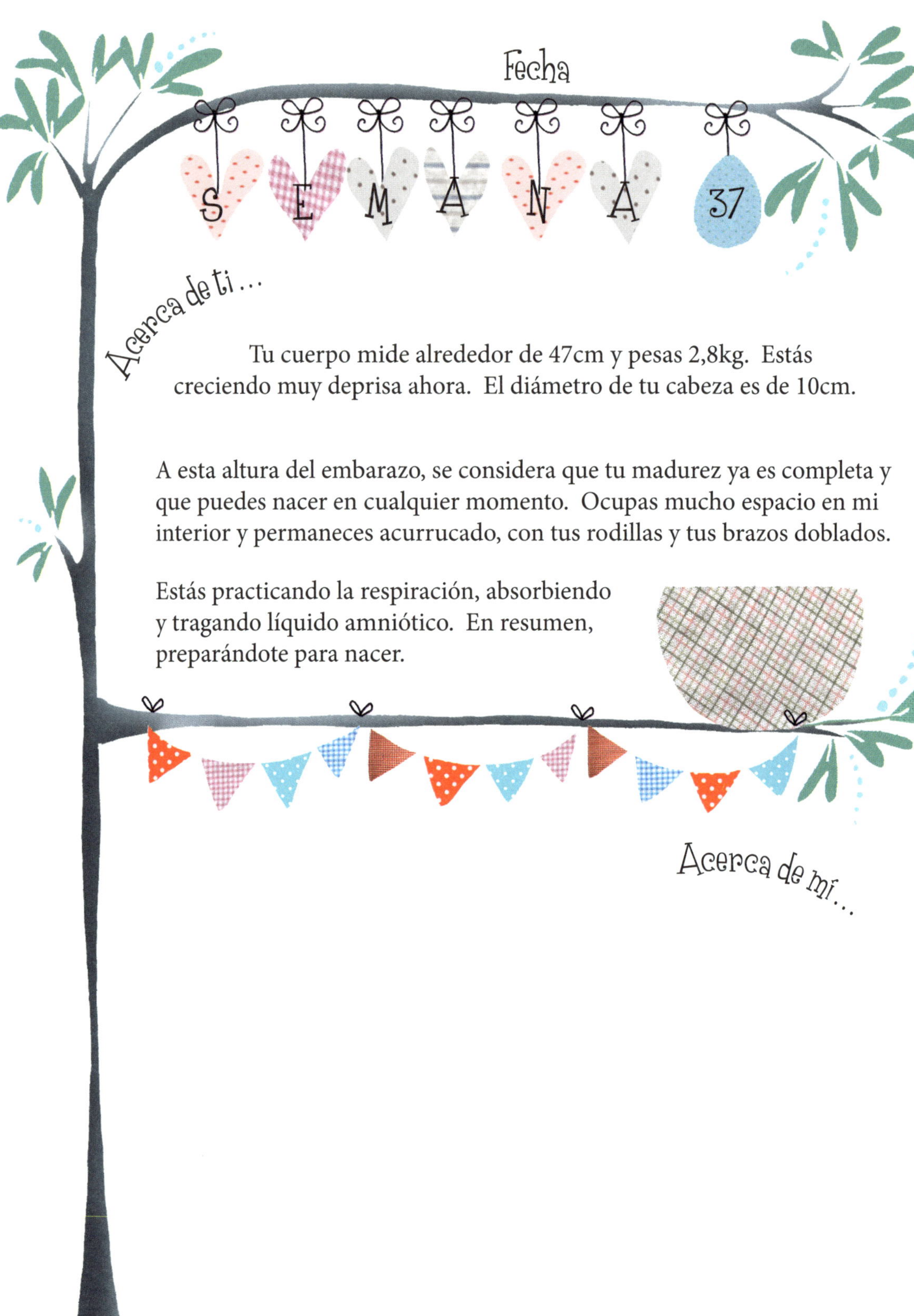

Acerca de ti…

Tu cuerpo mide alrededor de 47cm y pesas 2,8kg. Estás creciendo muy deprisa ahora. El diámetro de tu cabeza es de 10cm.

A esta altura del embarazo, se considera que tu madurez ya es completa y que puedes nacer en cualquier momento. Ocupas mucho espacio en mi interior y permaneces acurrucado, con tus rodillas y tus brazos doblados.

Estás practicando la respiración, absorbiendo y tragando líquido amniótico. En resumen, preparándote para nacer.

Acerca de mí…

Lo que hemos estado haciendo...

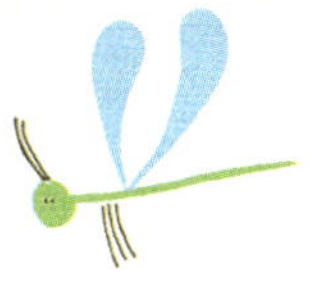

"Un bebé es algo que llevas dentro
de ti durante nueve meses,
en tus brazos durante tres años
y en tu corazón toda la vida."

Mary Mason

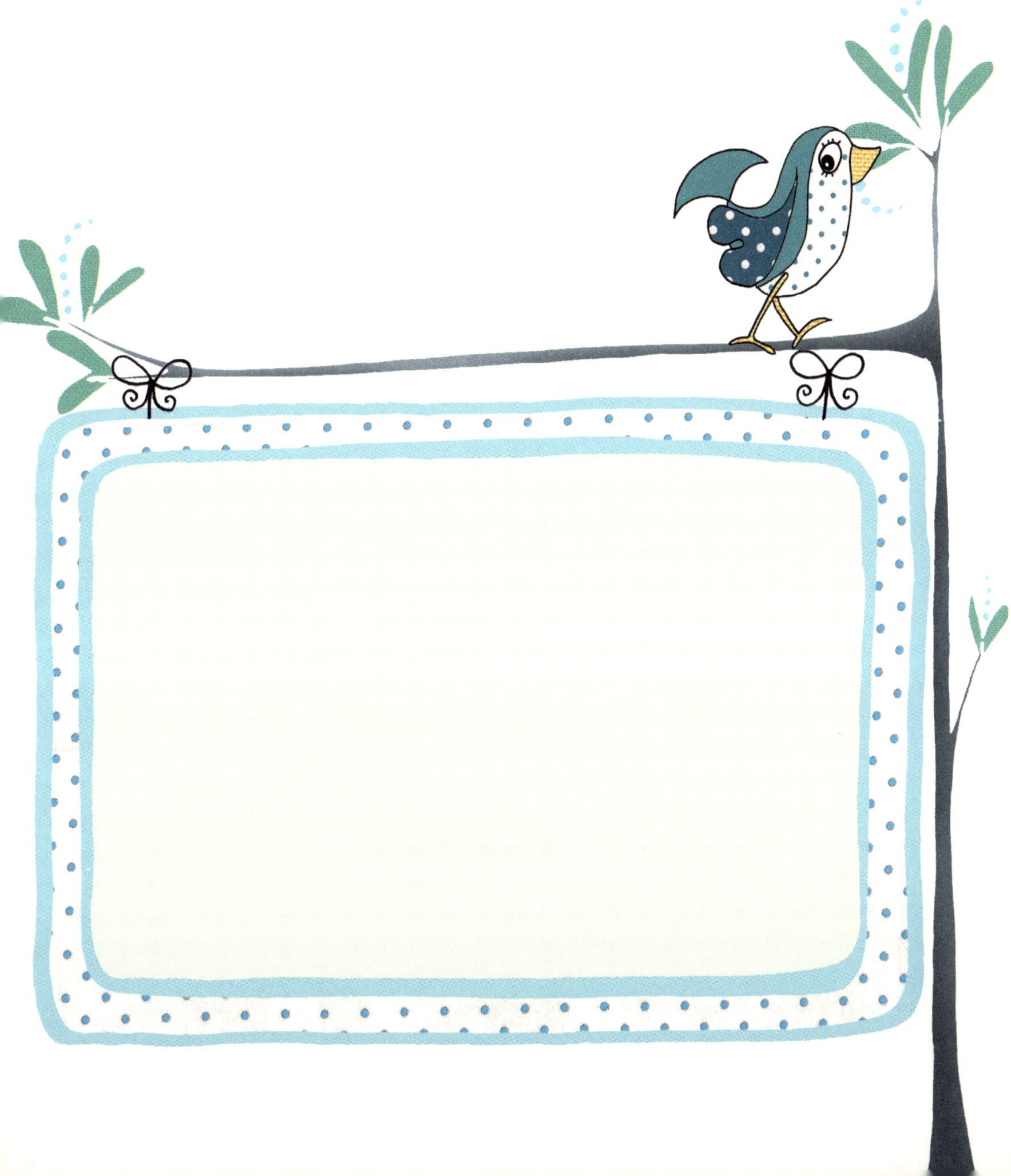

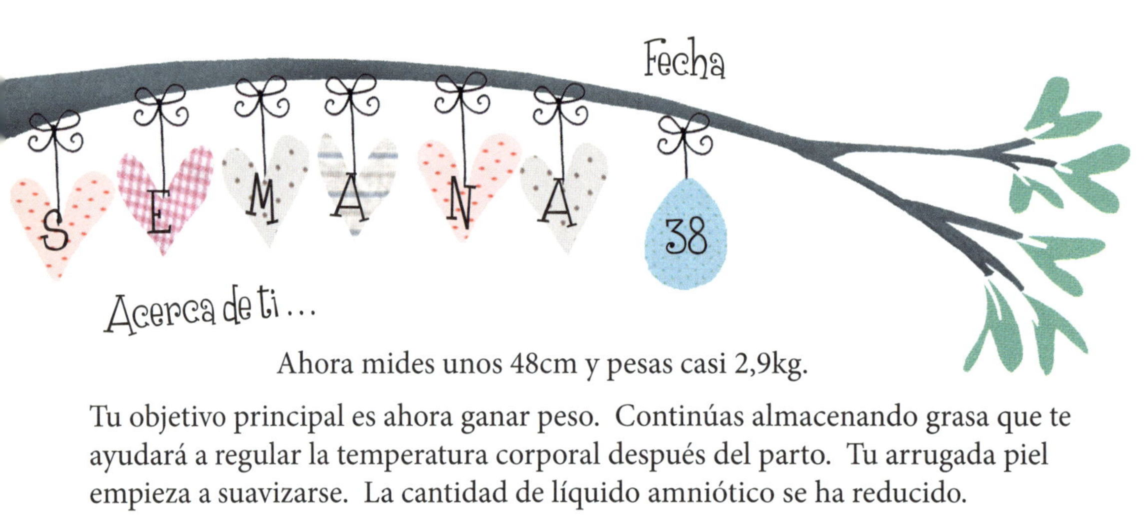

Acerca de ti…

Ahora mides unos 48cm y pesas casi 2,9kg.

Tu objetivo principal es ahora ganar peso. Continúas almacenando grasa que te ayudará a regular la temperatura corporal después del parto. Tu arrugada piel empieza a suavizarse. La cantidad de líquido amniótico se ha reducido.

Es probable que ahora tengas la cabeza llena de pelo, pero no es más que una pelusilla aterciopelada. La mayor parte de la suave capa de lanugo, que ha cubierto tu piel durante semanas, ha desaparecido, pero cuando nazcas es posible que queden restos en la parte superior de tu espalda y en tus hombros.

El vérnix prácticamente se ha eliminado mezclándose con el líquido amniótico y lo irás tragando junto con el lanugo y otras secreciones. Estas serán tus primeras deposiciones, un residuo verde oscuro llamado meconio.

Acerca de mí…

Síntomas…

Emociones…

Antojos…

Peso…

Lo que hemos estado haciendo…

Fecha

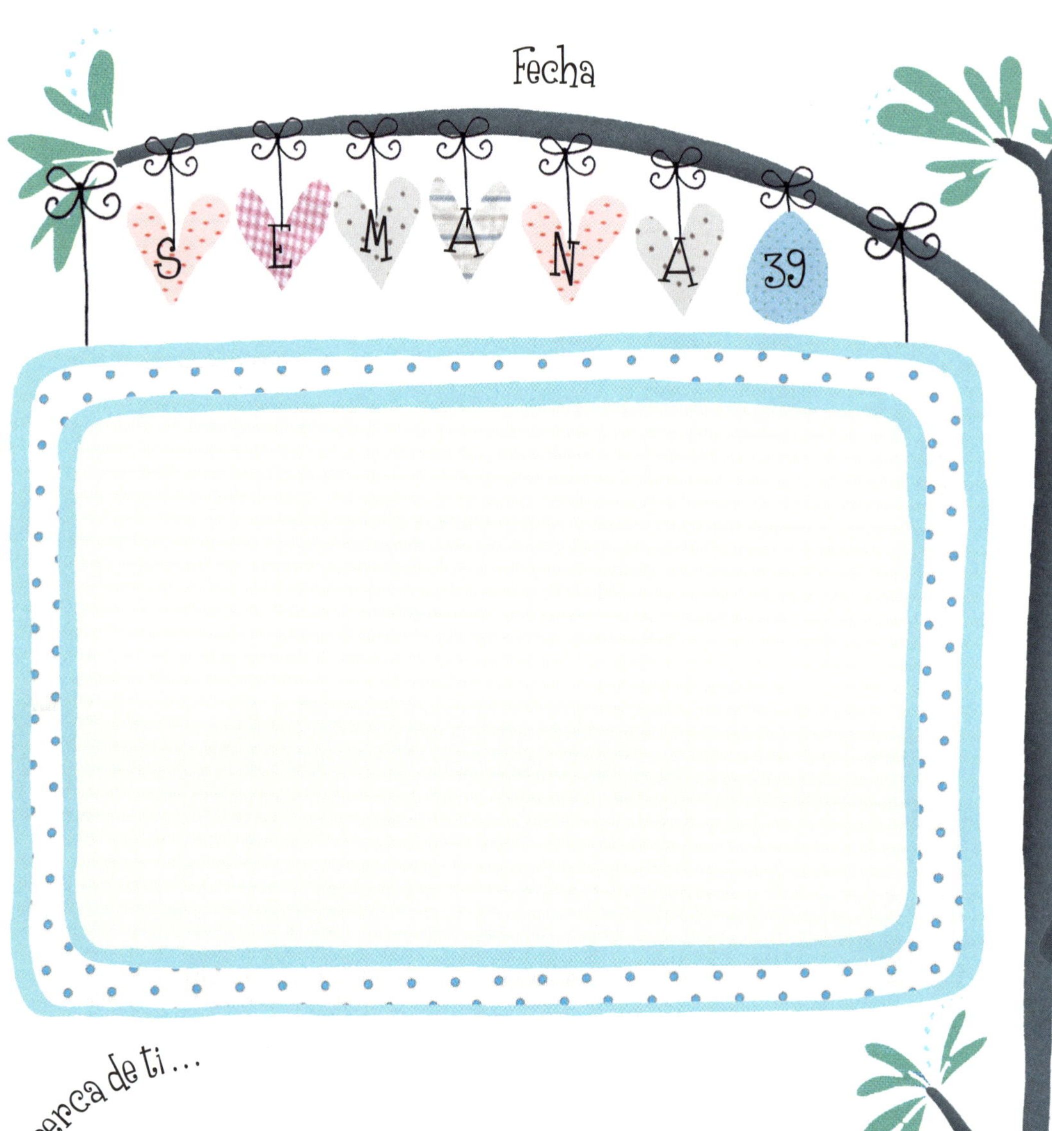

Acerca de ti...

Durante la penúltima semana mides unos 49cm y pesas 3kg.

Parte de la grasa que estás creando se llama grasa parda y representará un 5% de tu peso en el momento del nacimiento. La grasa parda tiene una alta capacidad para producir calor a través de reacciones químicas. Se almacena principalmente en la nuca. Su función principal es generar calor corporal. Cuando nazcas serás muy sensible al frío y te ayudará a mantener calor después del cambio de temperatura que sufrirás al salir al mundo exterior. Se llama grasa parda porque contiene hierro que le da ese color oscuro.

Los huesos de tu cráneo son capaces de deslizarse unos sobre otros, permitiendo a tu cabeza pasar por el canal de parto sin lastimarte. Tus articulaciones y ligamentos son flexibles, así tu cuerpo será capaz de girar y retorcerse durante el parto.

Acerca de mí…

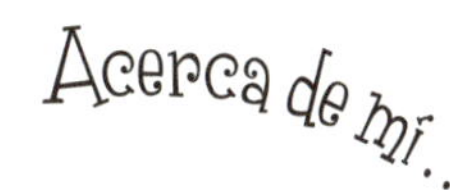

Lo que hemos estado haciendo …

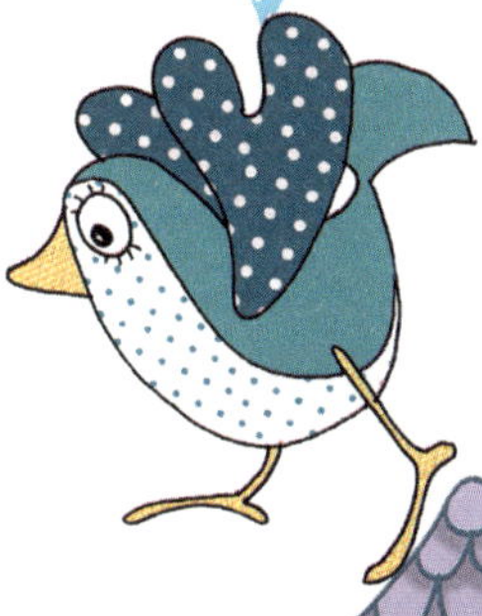

"Mamá es un nombre tan bonito que cuando se pronuncia en el parque, todas las madres se giran por instinto protector."

Helen Stephens

Fecha

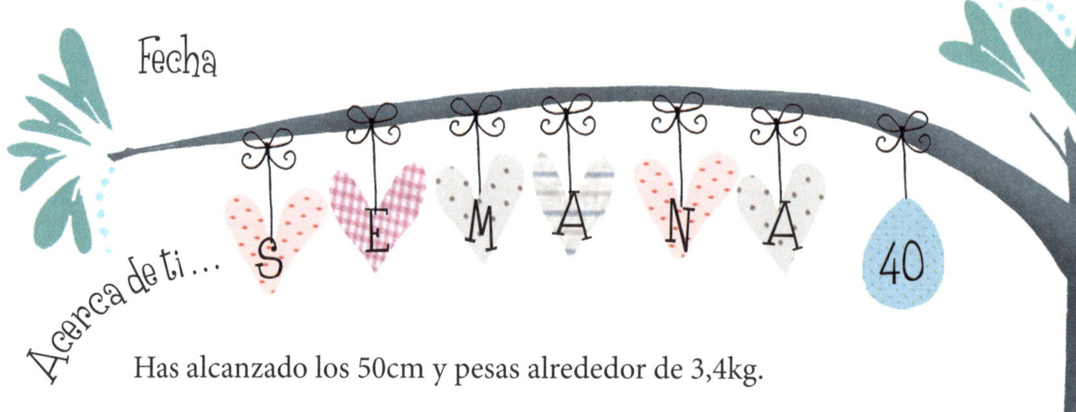

Has alcanzado los 50cm y pesas alrededor de 3,4kg.

Estamos en la semana que indica el final del embarazo y todos tus órganos y los sistemas de tu cuerpo funcionan, así que estás preparado para salir al mundo.

Alrededor del 15% de tu cuerpo está compuesto por grasa y el 65% por agua.

Tus genitales han crecido y se muestran hinchados debido a un exceso de fluidos en tu cuerpo, pero también a causa de algunas hormonas maternas. Tus ojos están también un poco hinchados.

Acerca de mí…

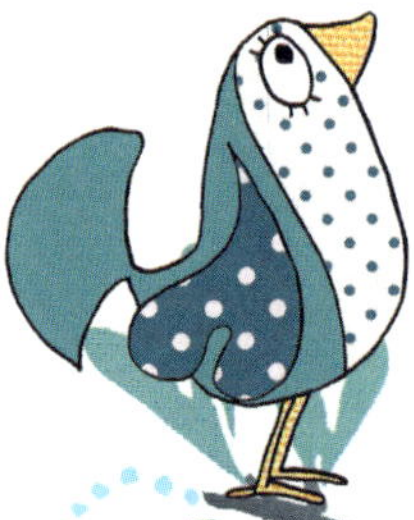

Síntomas…

Emociones…

Antojos…

Peso…

Lo que hemos estado haciendo…

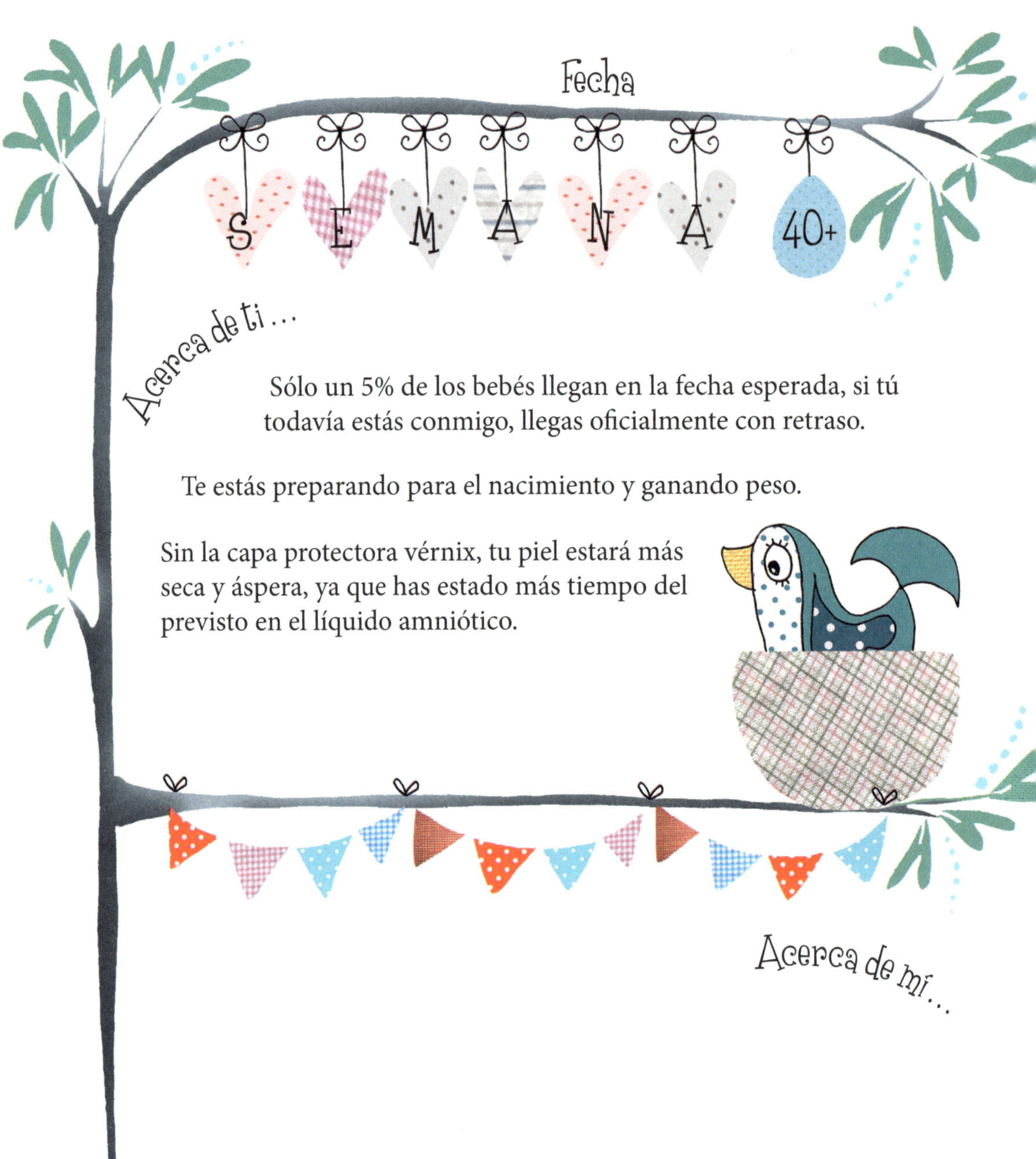

Sólo un 5% de los bebés llegan en la fecha esperada, si tú todavía estás conmigo, llegas oficialmente con retraso.

Te estás preparando para el nacimiento y ganando peso.

Sin la capa protectora vérnix, tu piel estará más seca y áspera, ya que has estado más tiempo del previsto en el líquido amniótico.

Acerca de mí…

Lo que hemos estado haciendo...

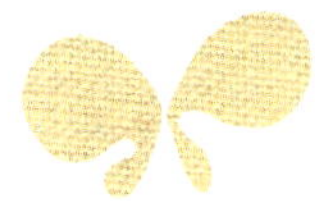

Síntomas...

Emociones...

Antojos...

Peso...

NOTAS

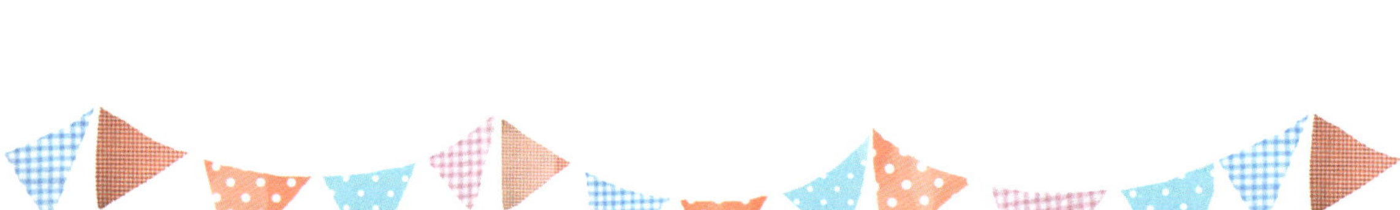

NOTAS

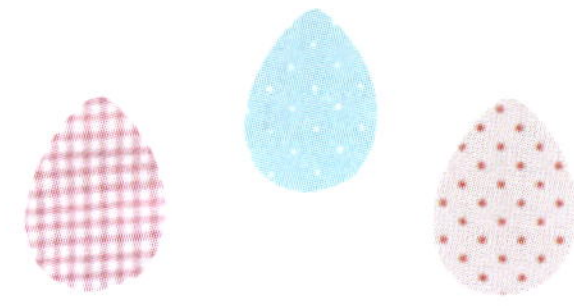

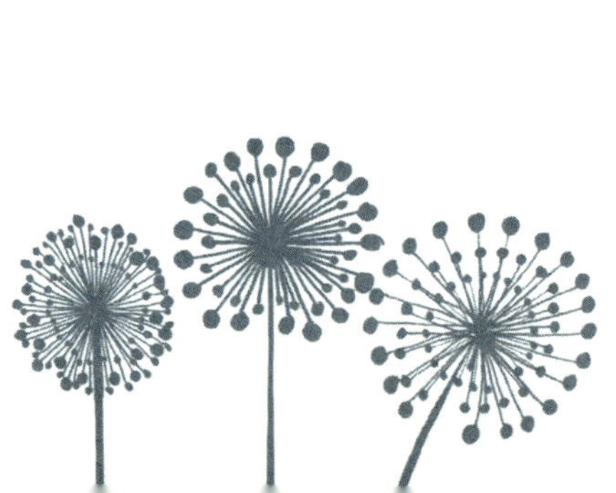

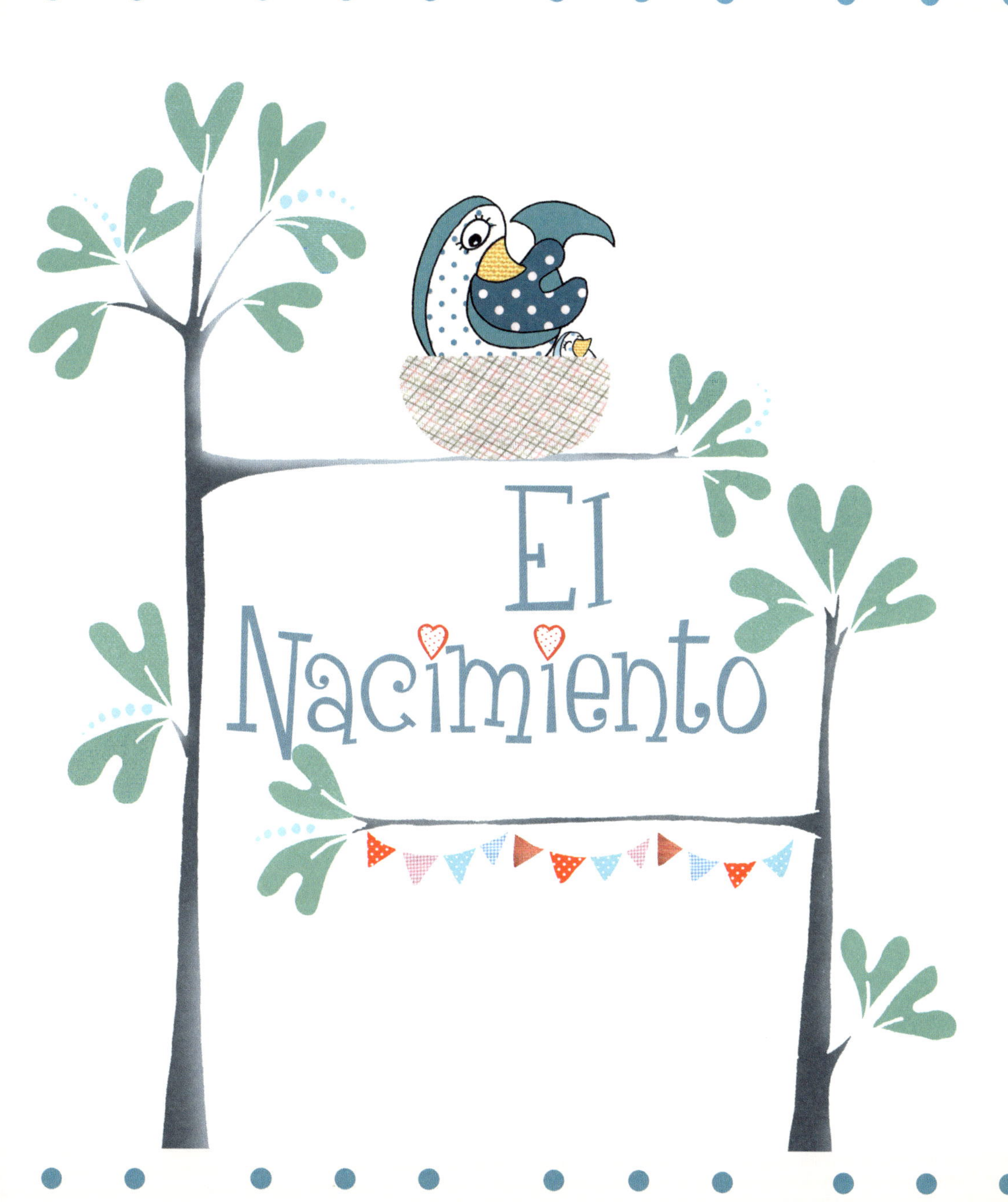
El
Nacimiento

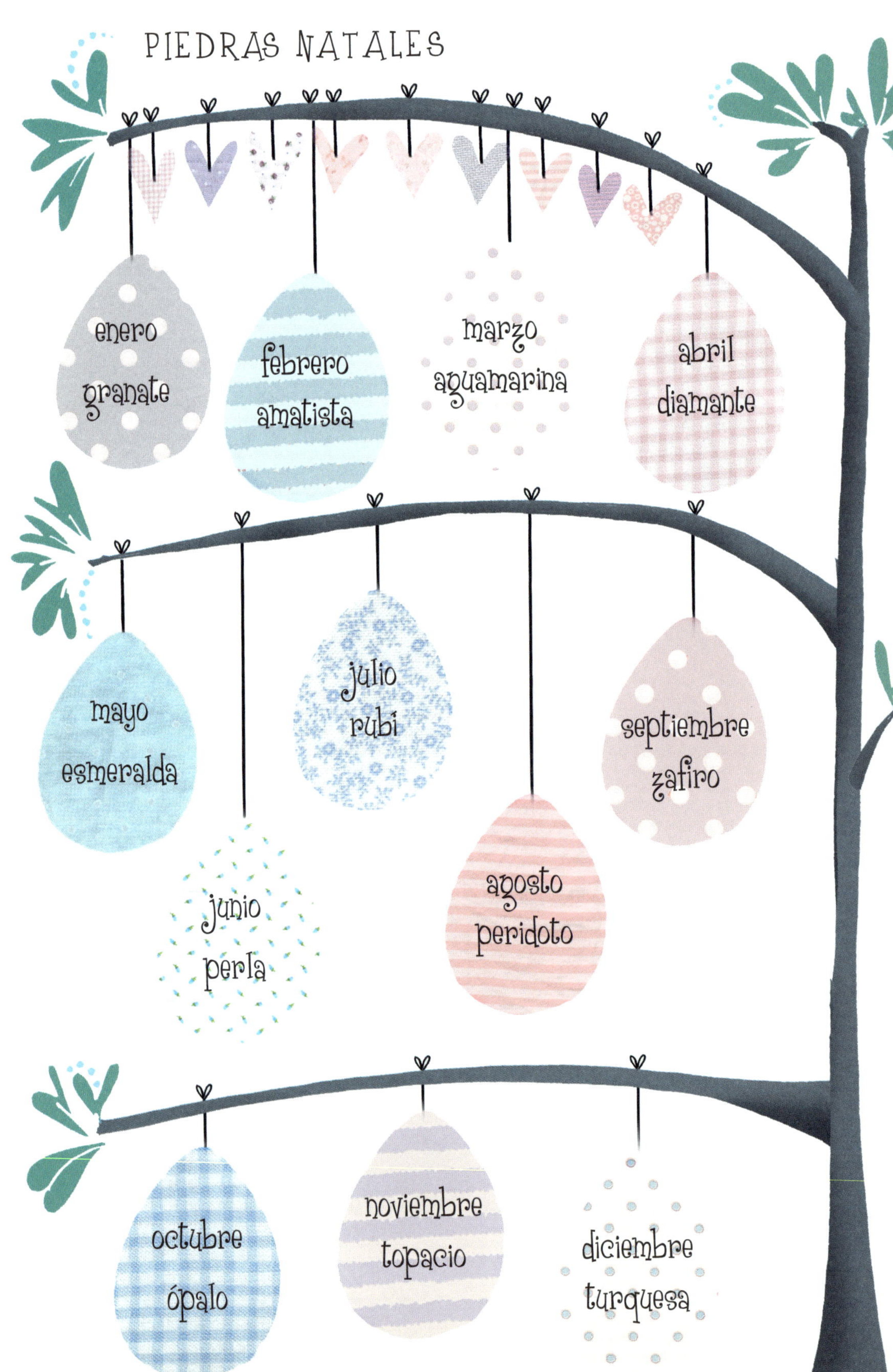
PIEDRAS NATALES
enero
granate
febrero
amatista
marzo
aguamarina
abril
diamante
mayo
esmeralda
junio
perla
julio
rubí
agosto
peridoto
septiembre
zafiro
octubre
ópalo
noviembre
topacio
diciembre
turquesa

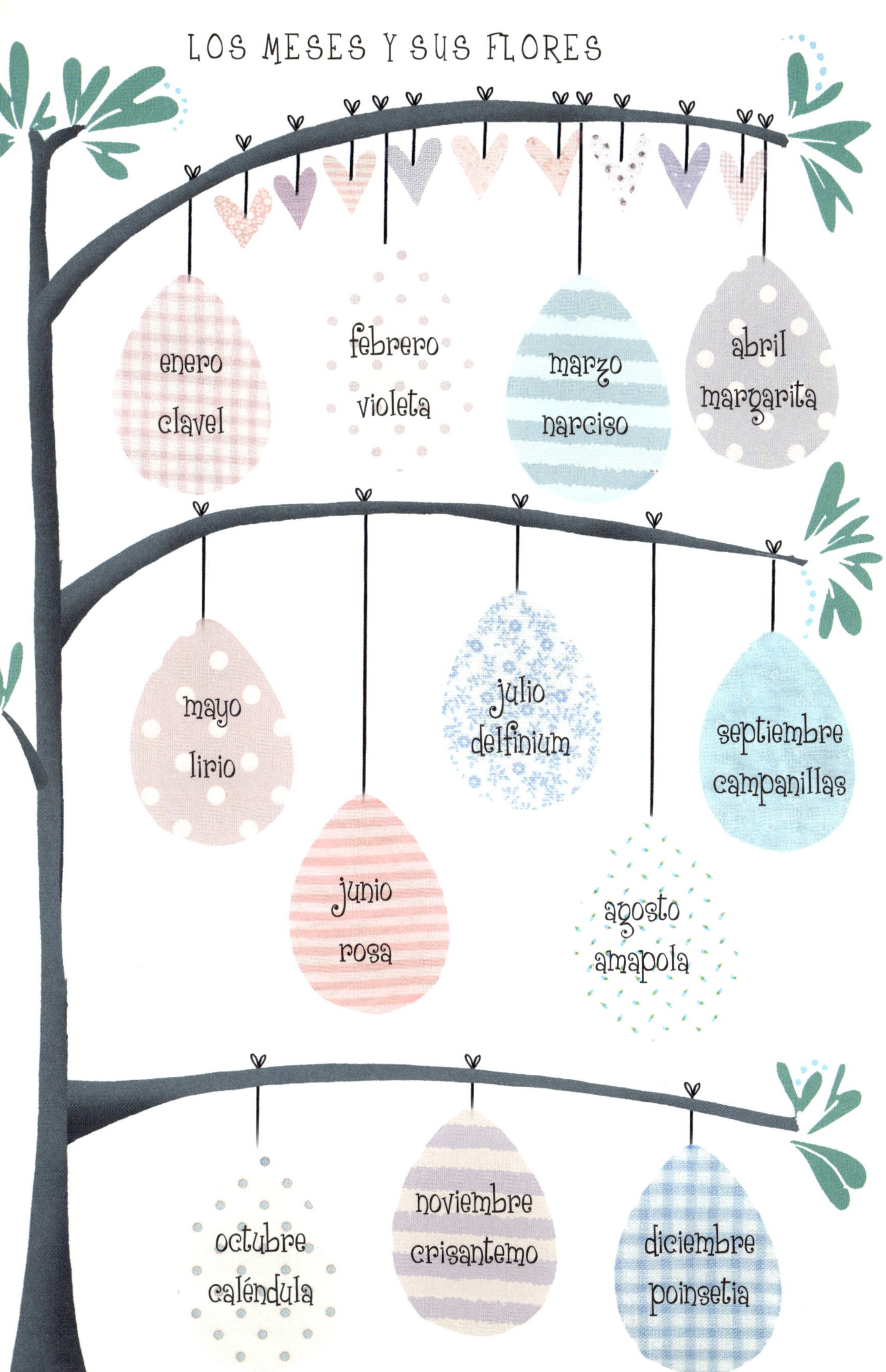
LOS MESES Y SUS FLORES
enero
clavel
febrero
violeta
marzo
narciso
abril
margarita
mayo
lirio
junio
rosa
julio
delfinium
agosto
amapola
septiembre
campanillas
octubre
caléndula
noviembre
crisantemo
diciembre
poinsetia

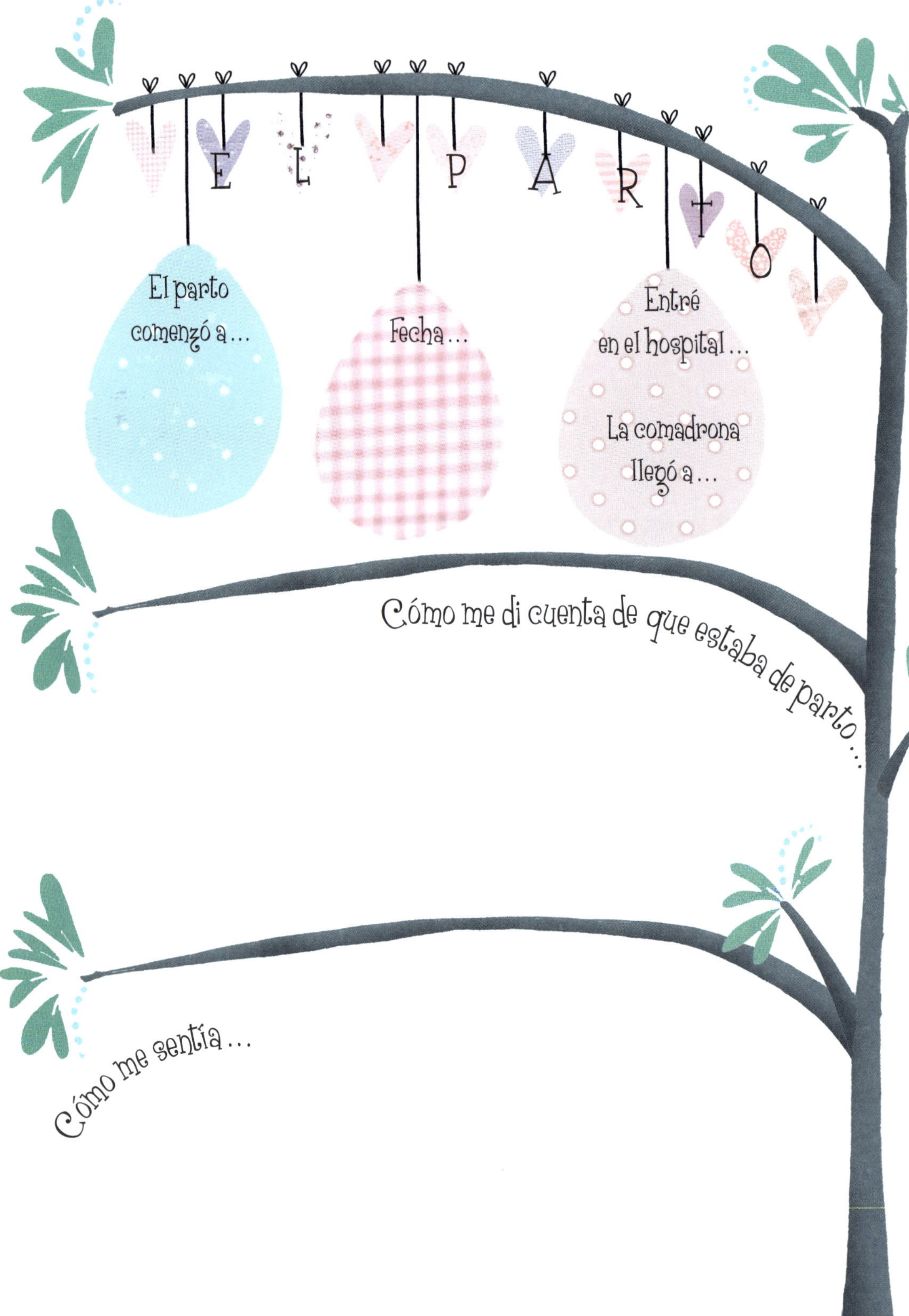
EL PARTO
El parto comenzó a …
Fecha …
Entré en el hospital …
La comadrona llegó a …
Cómo me di cuenta de que estaba de parto …
Cómo me sentía …

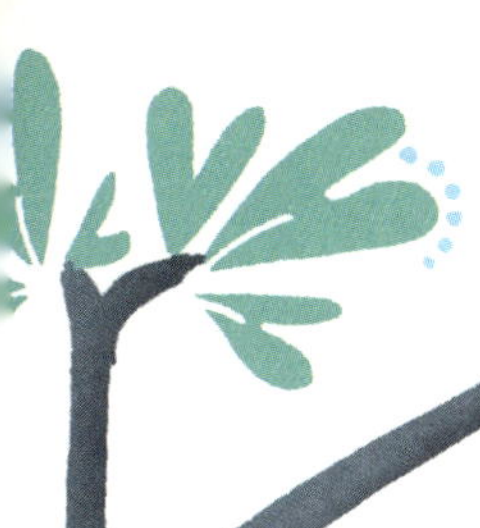

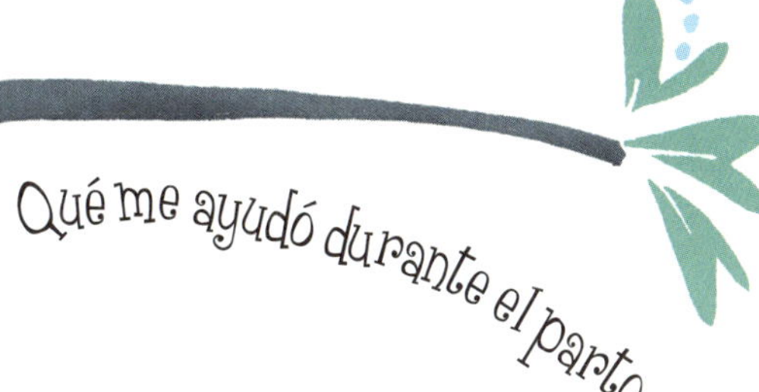

Qué me ayudó durante el parto…

Mi mayor sorpresa al estar de parto…

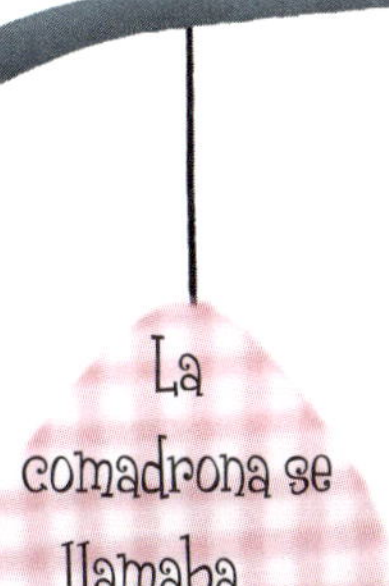

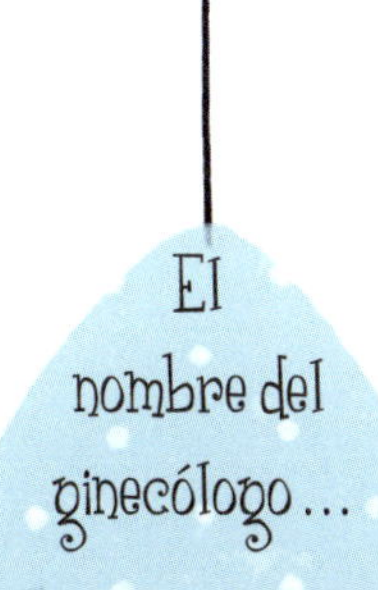

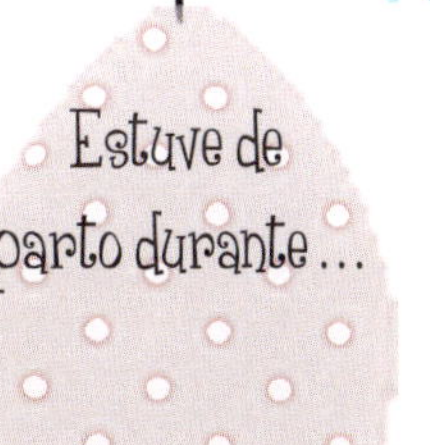

EL NACIMIENTO

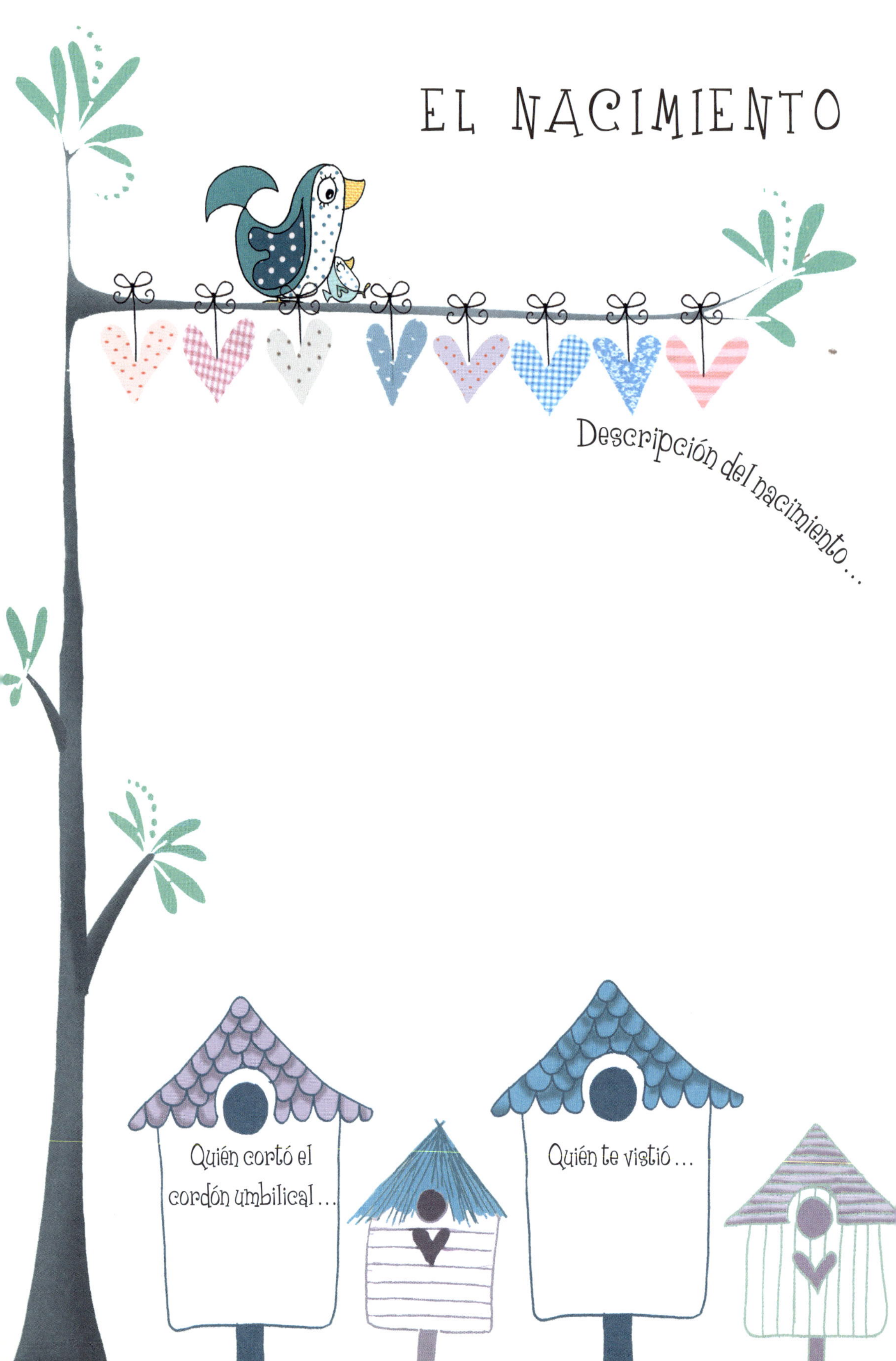

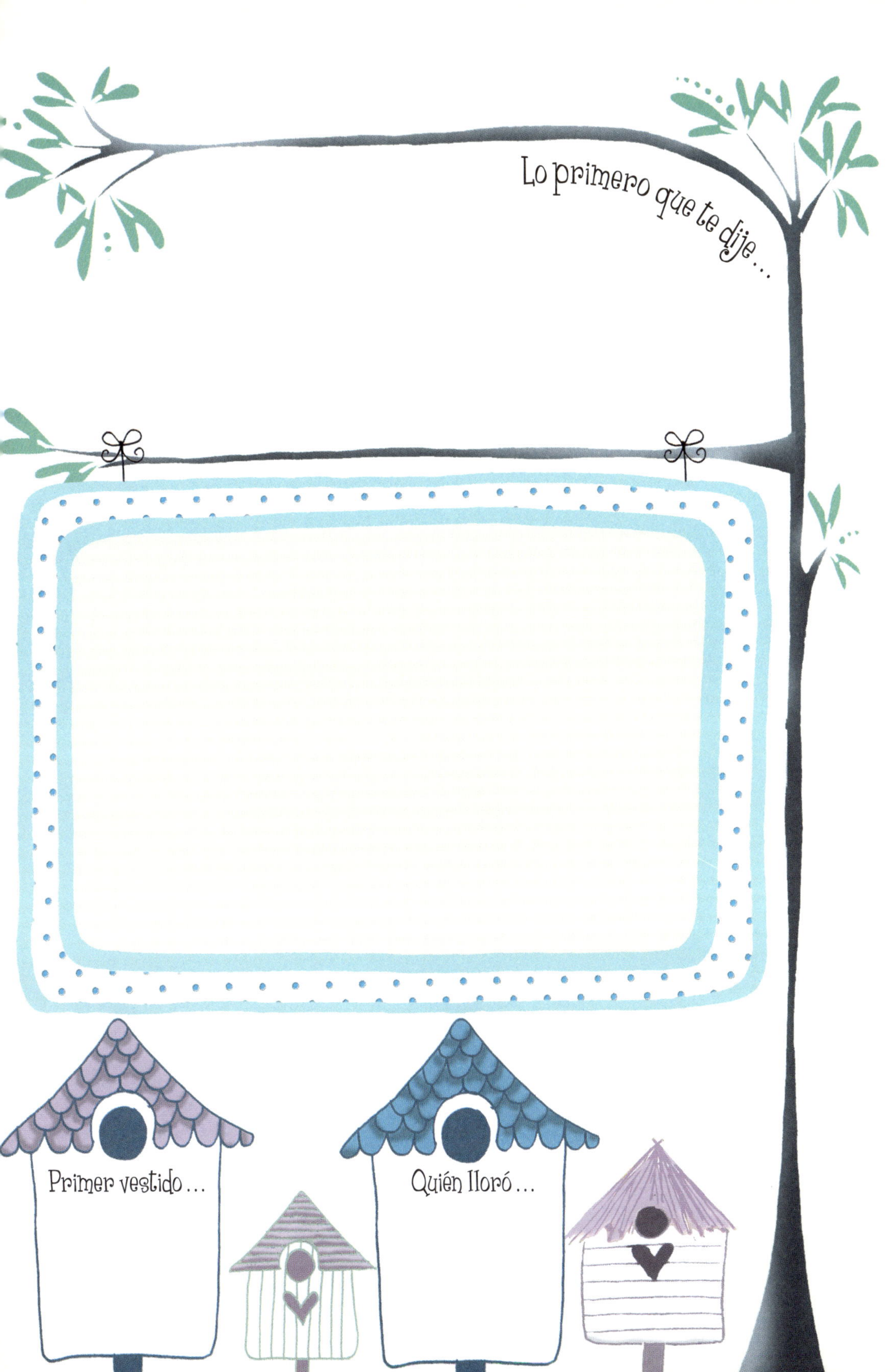
Lo primero que te dije…
Primer vestido…
Quién lloró…

DÍA DE TU NACIMIENTO

Fecha de nacimiento ...

Día de nacimiento ...

Hora de nacimiento ...

Lugar de nacimiento ...

Peso ...

Tamaño ...

Perímetro craneal ...

Color del pelo ...

Grupo sanguíneo ...

A quién te pareces ...

Tu nombre y porqué lo elegimos ...

MI CARTA PARA TI

TÚ YA ESTÁS AQUÍ

Cómo me siento ahora que ya estás aquí…

Cómo me siento al no estar embarazada…

Con quién hablé primero sobre tu llegada…

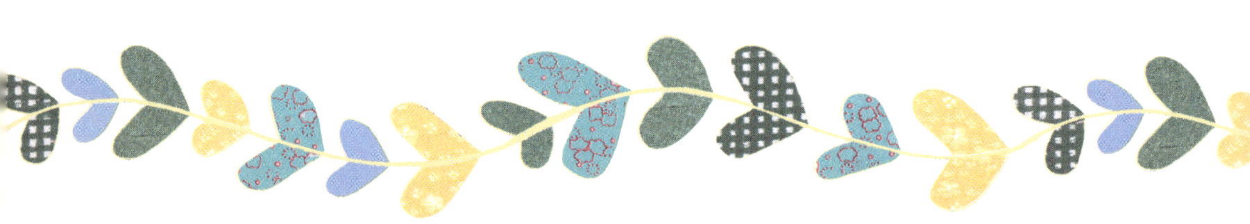

UNA CARTA PARA MÍ

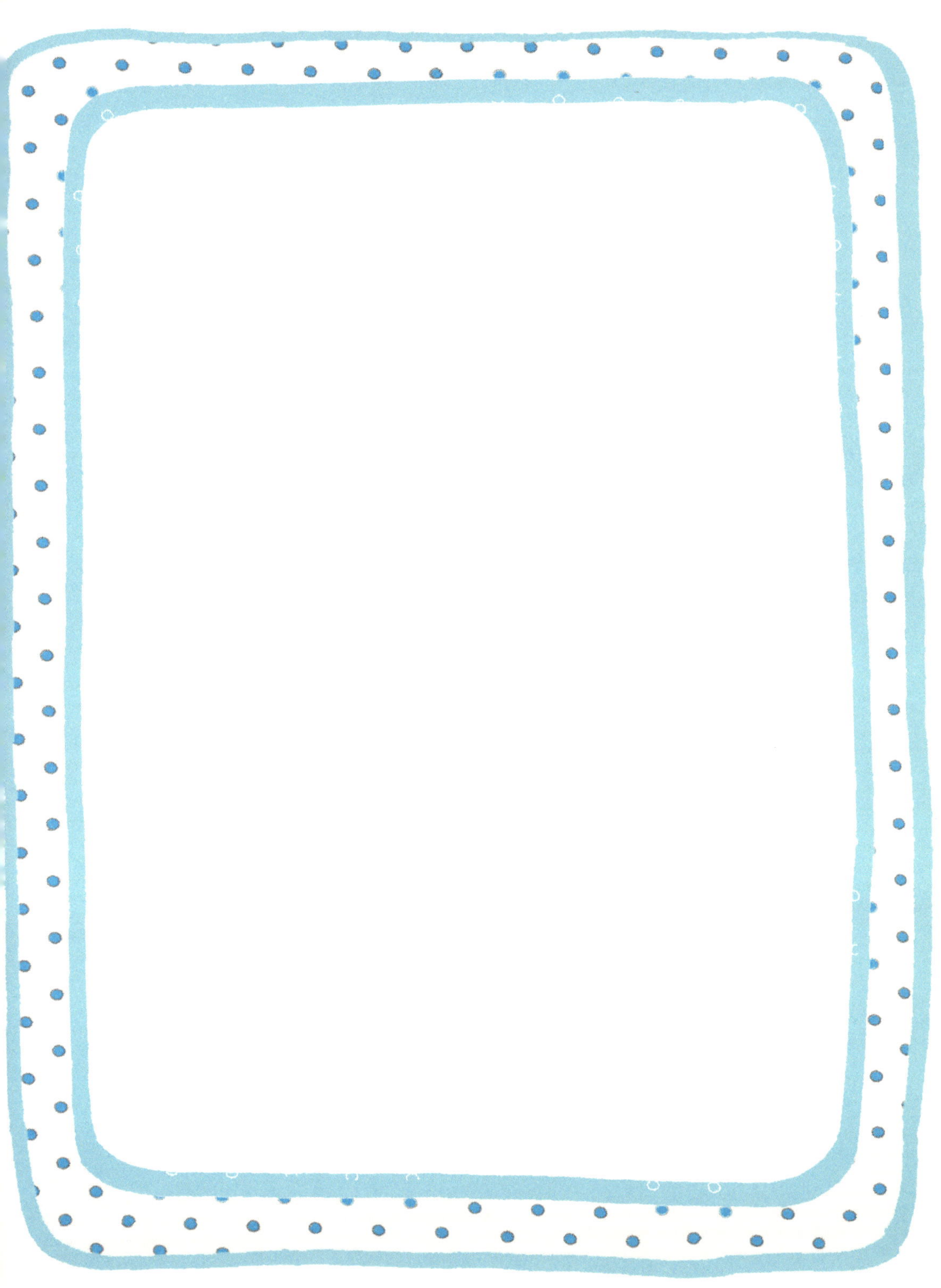

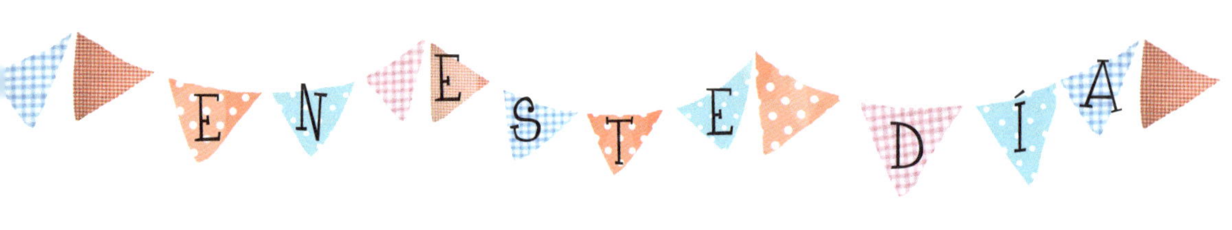

Noticias locales…

Noticias internacionales…

Noticias deportivas…

El tiempo…

EN ESTE DÍA

Libros más vendidos …

Música actual …

Películas en cartelera …

Precio de algunos artículos …

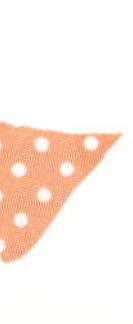
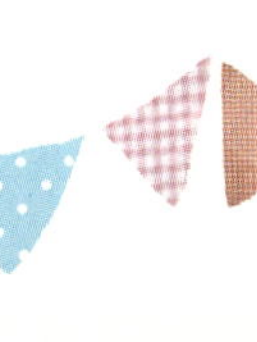
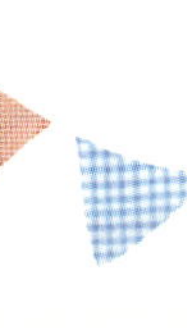
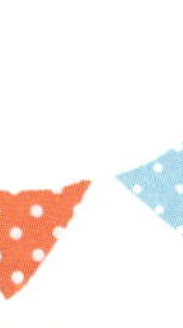
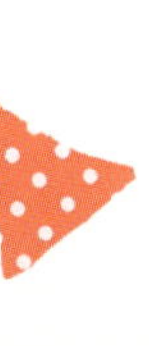
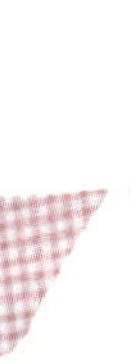

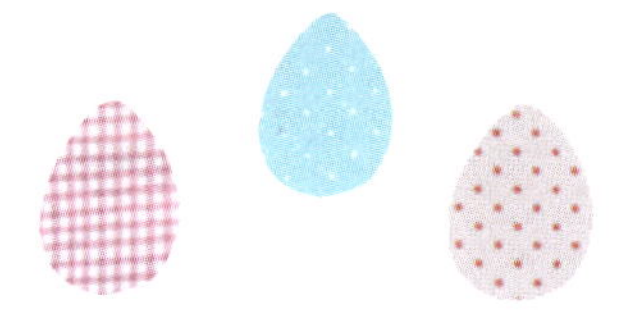

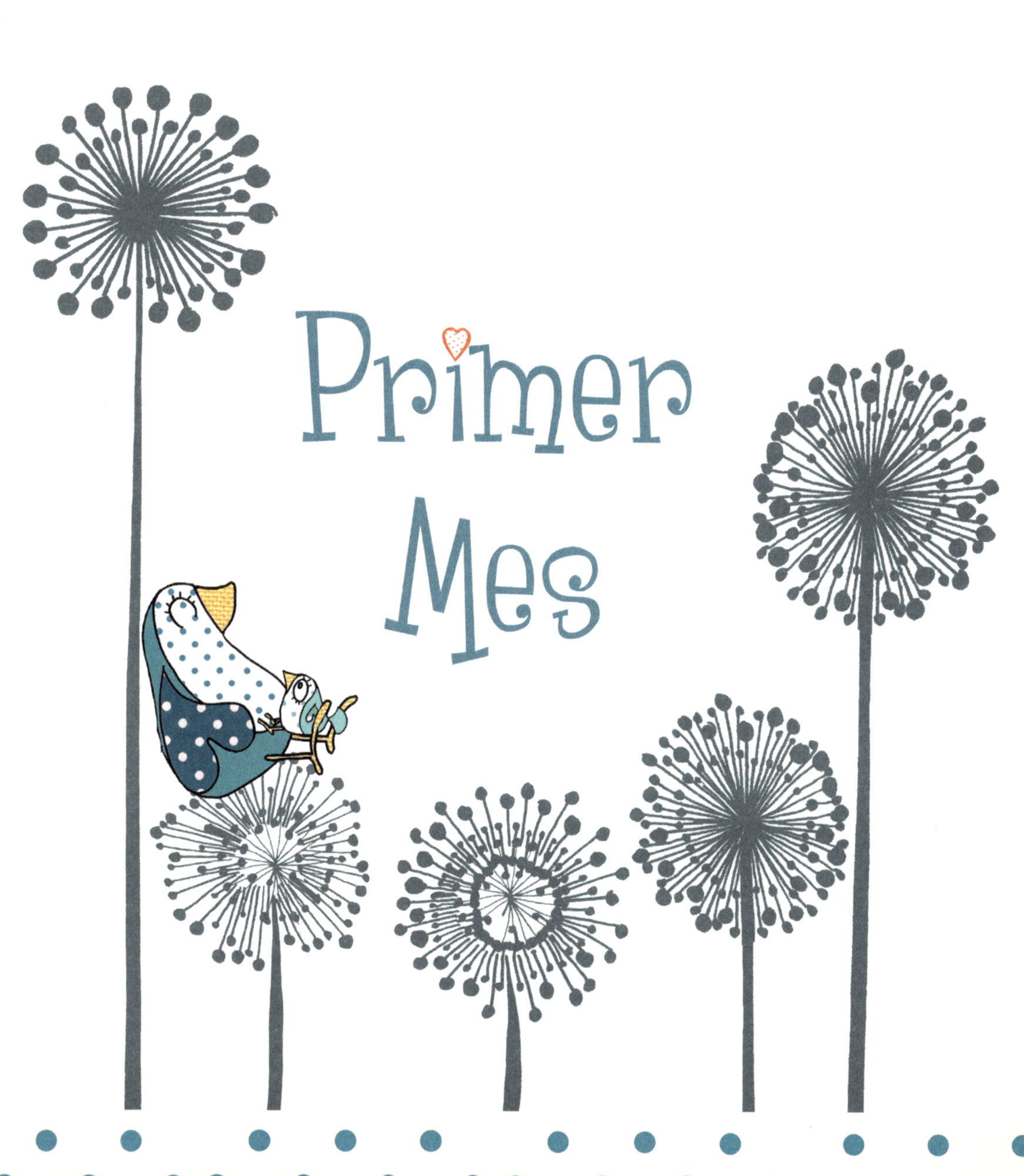
Primer
Mes

CARAS CONOCIDAS

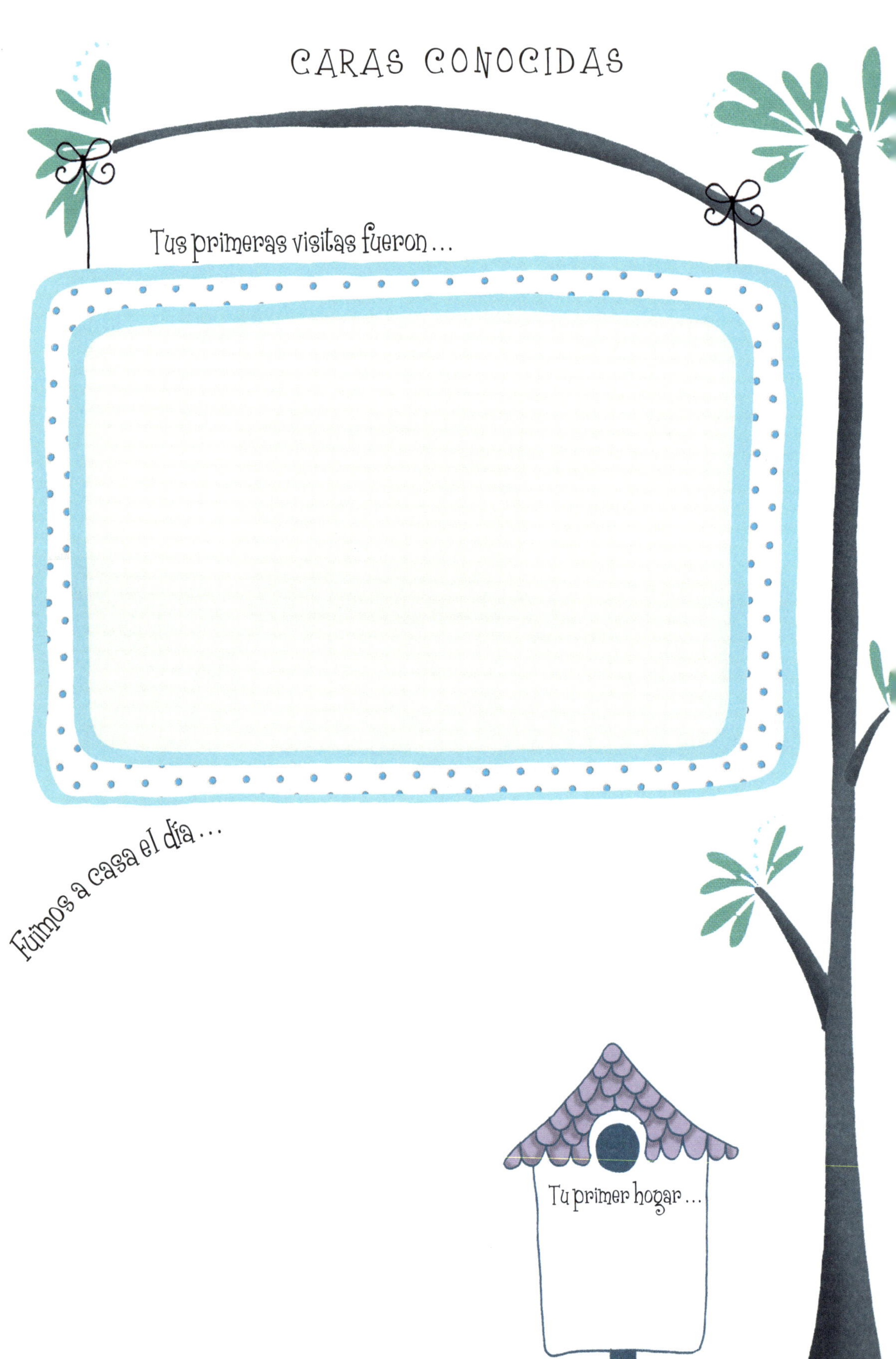

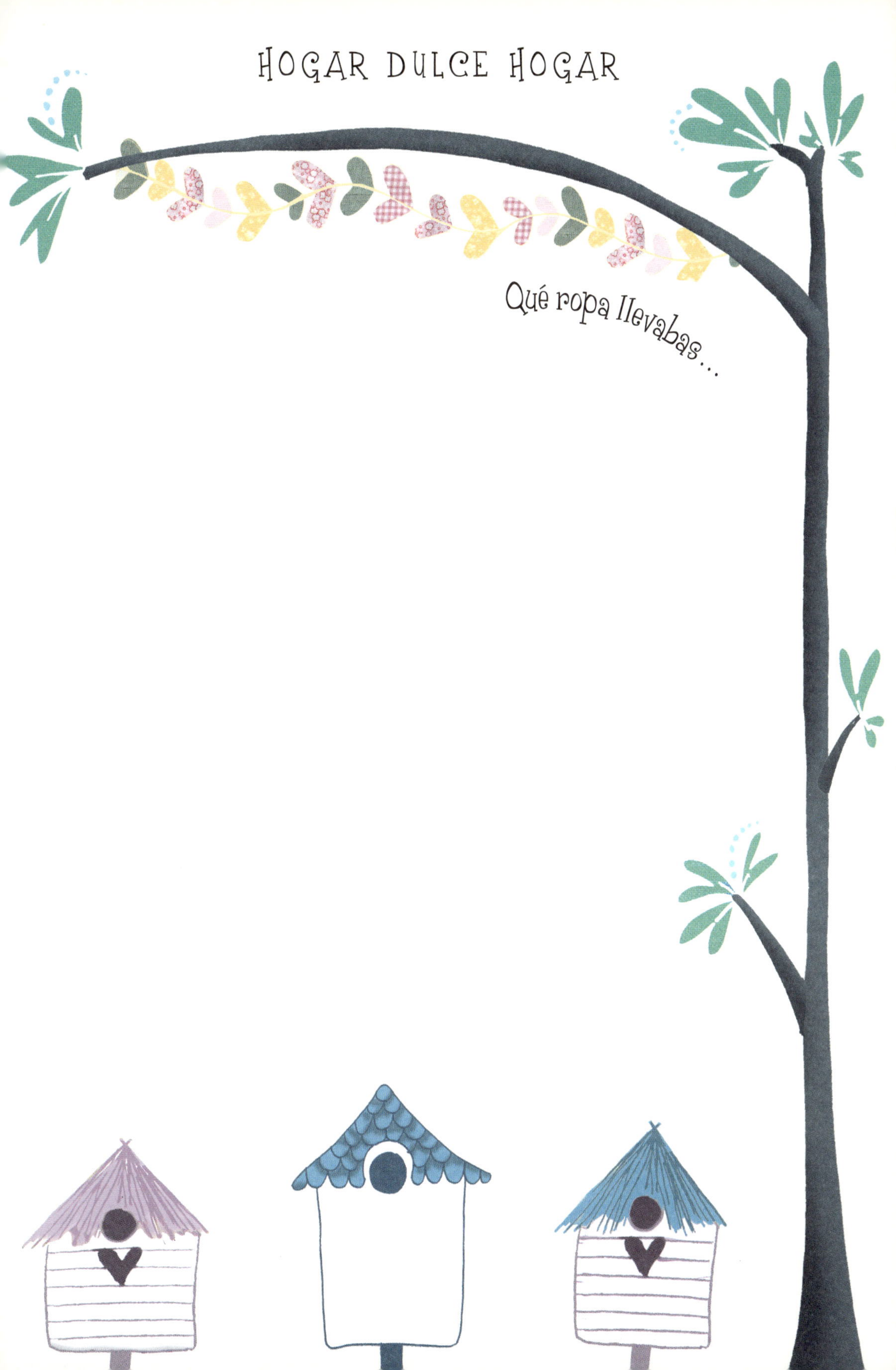
HOGAR DULCE HOGAR
Qué ropa llevabas...

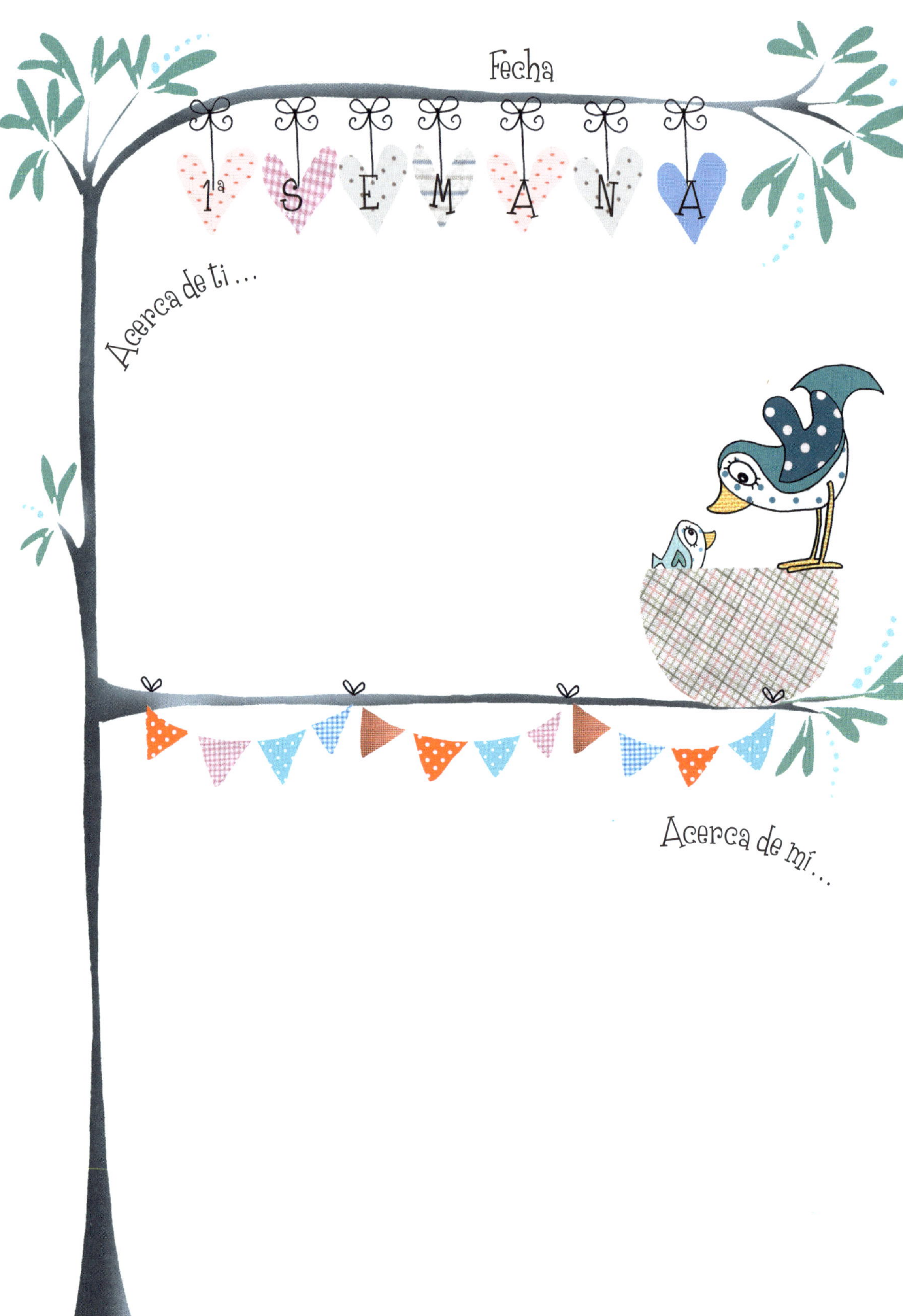
Fecha
1ª SEMANA
Acerca de ti ...
Acerca de mí ...

Lo que hemos estado haciendo...

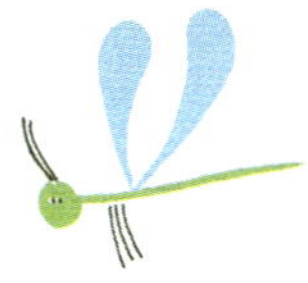

"Cada bebé es un milagro
único e imposible de repetir."

Begoña Sanchez

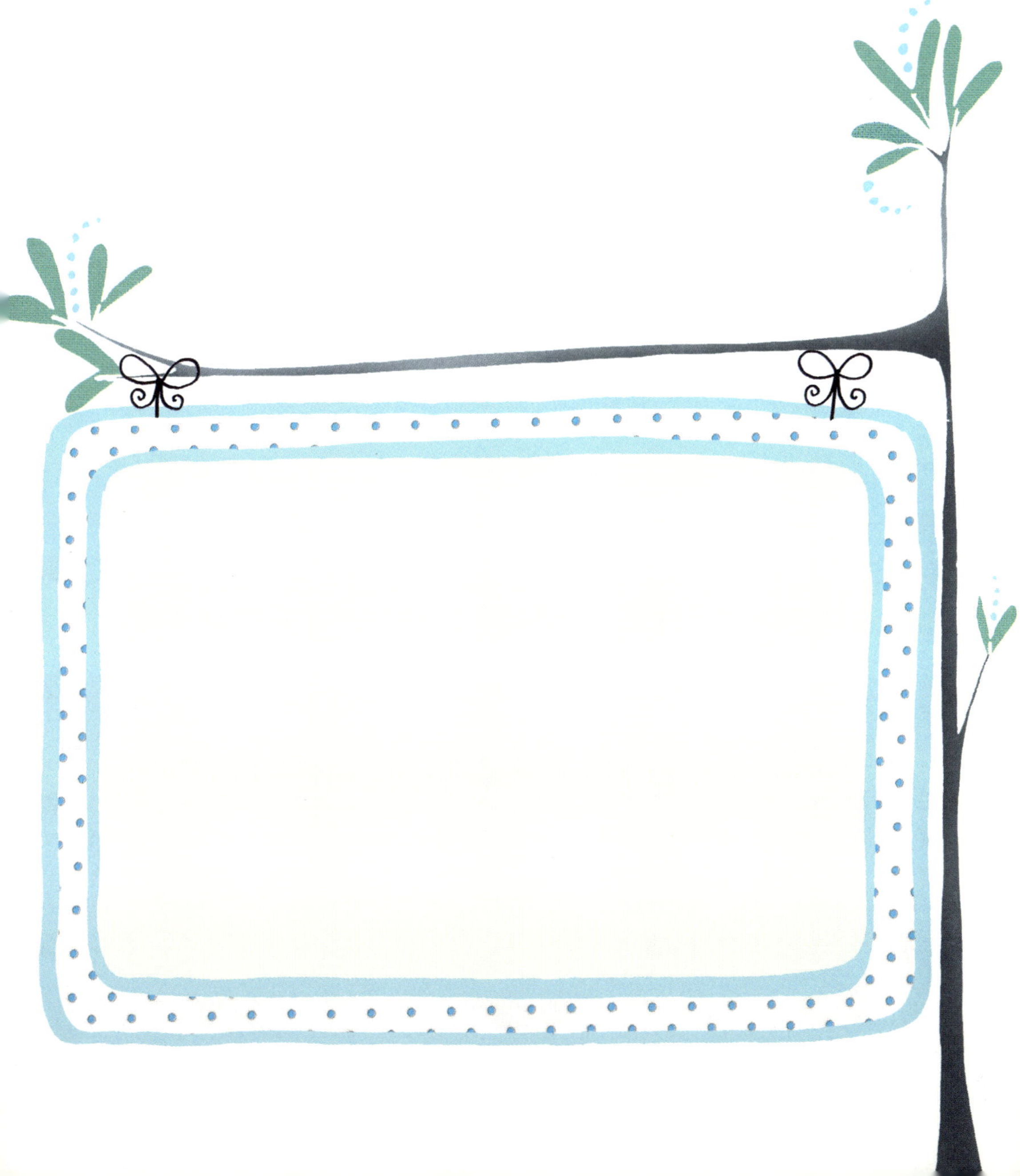

2ª SEMANA

Fecha

Acerca de ti…

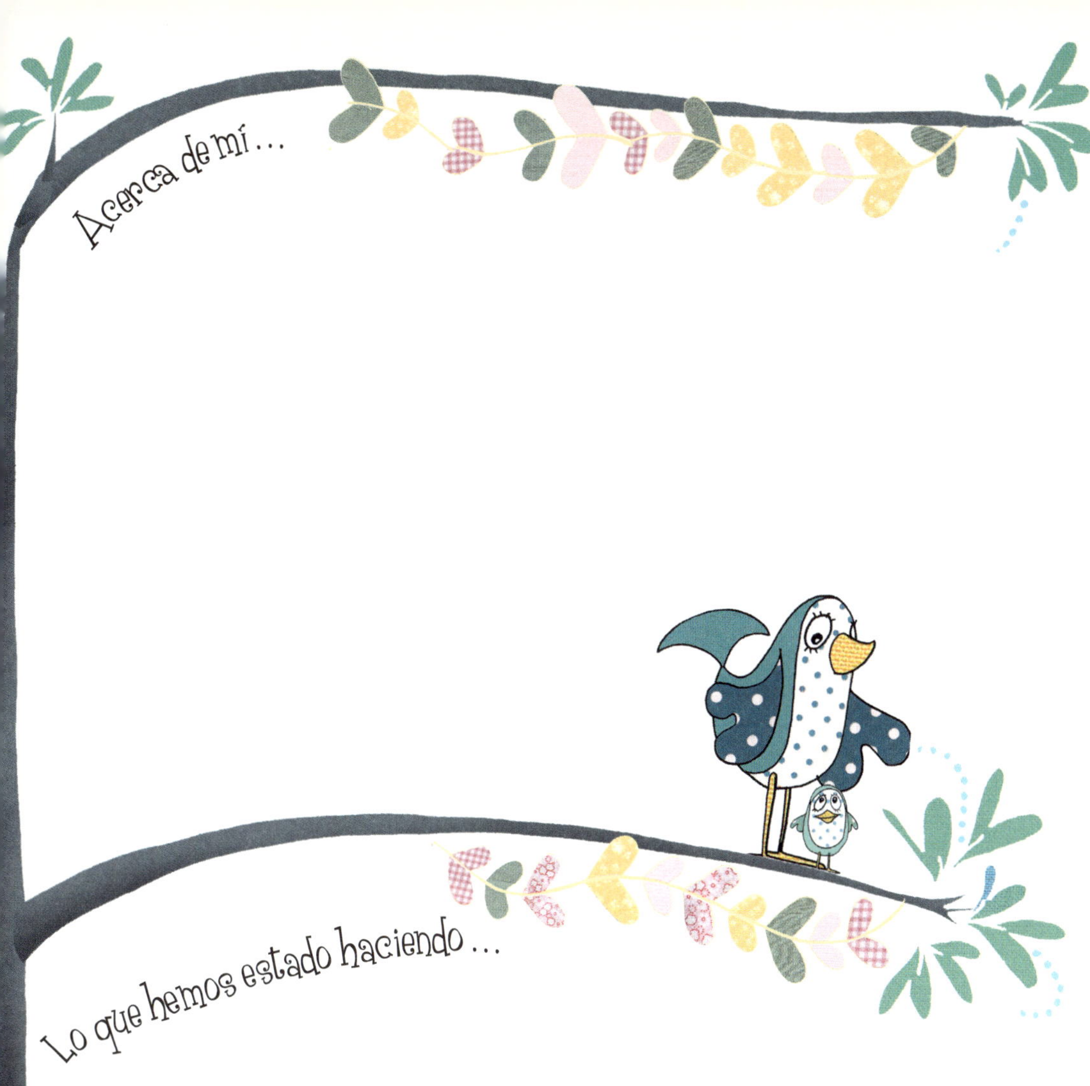

Acerca de mí…

Lo que hemos estado haciendo …

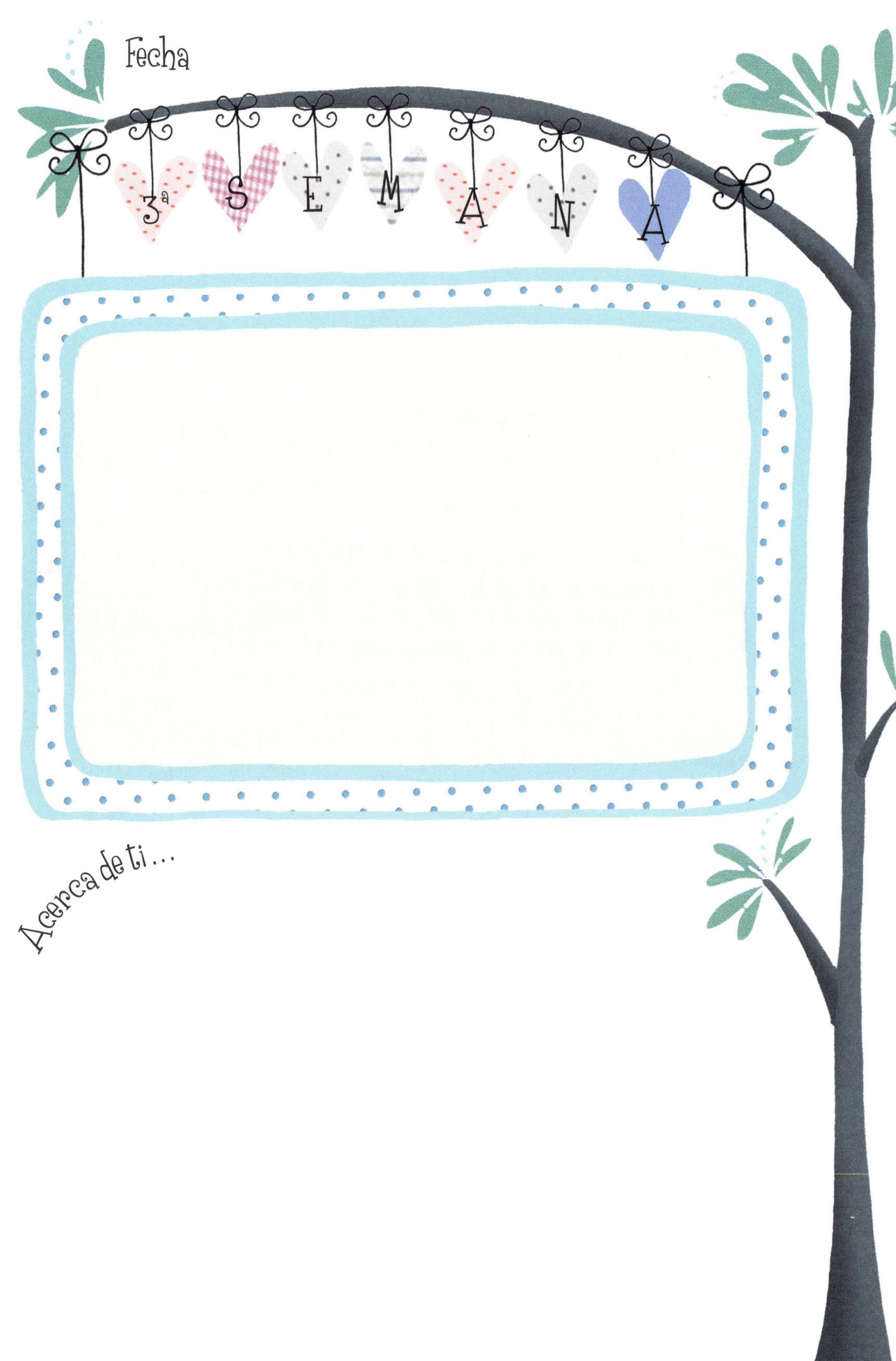
Fecha
3ª SEMANA
Acerca de ti…

Acerca de mí…

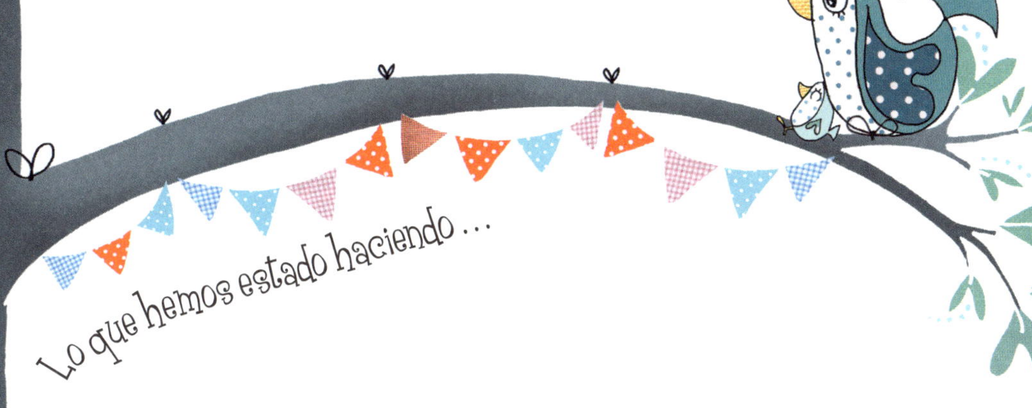

Lo que hemos estado haciendo …

"Los niños son el recurso más importante del mundo y la mejor esperanza para el futuro."

J. F. Kennedy

Fecha

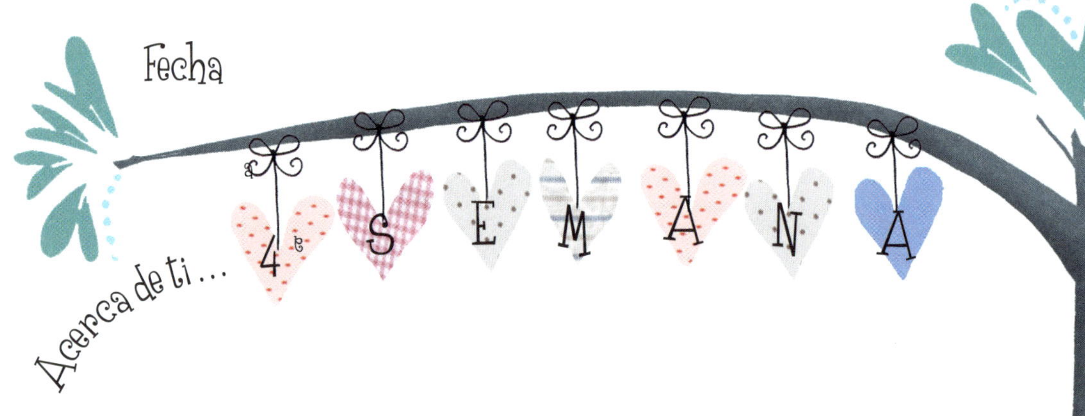

Acerca de ti…

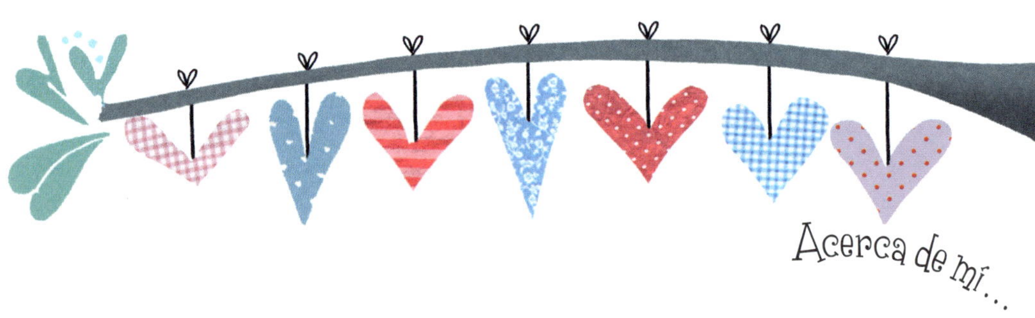

Acerca de mí…

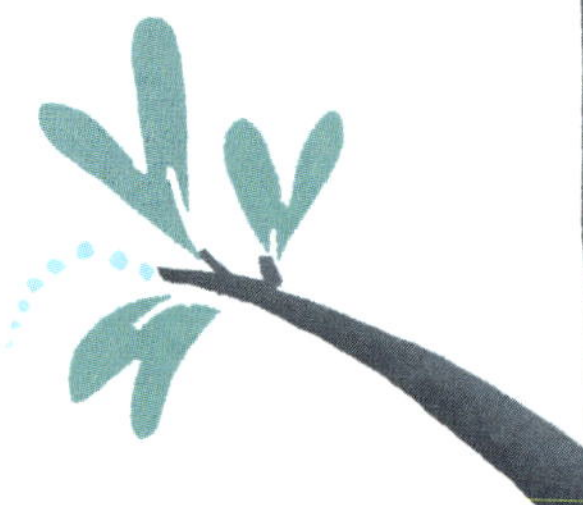

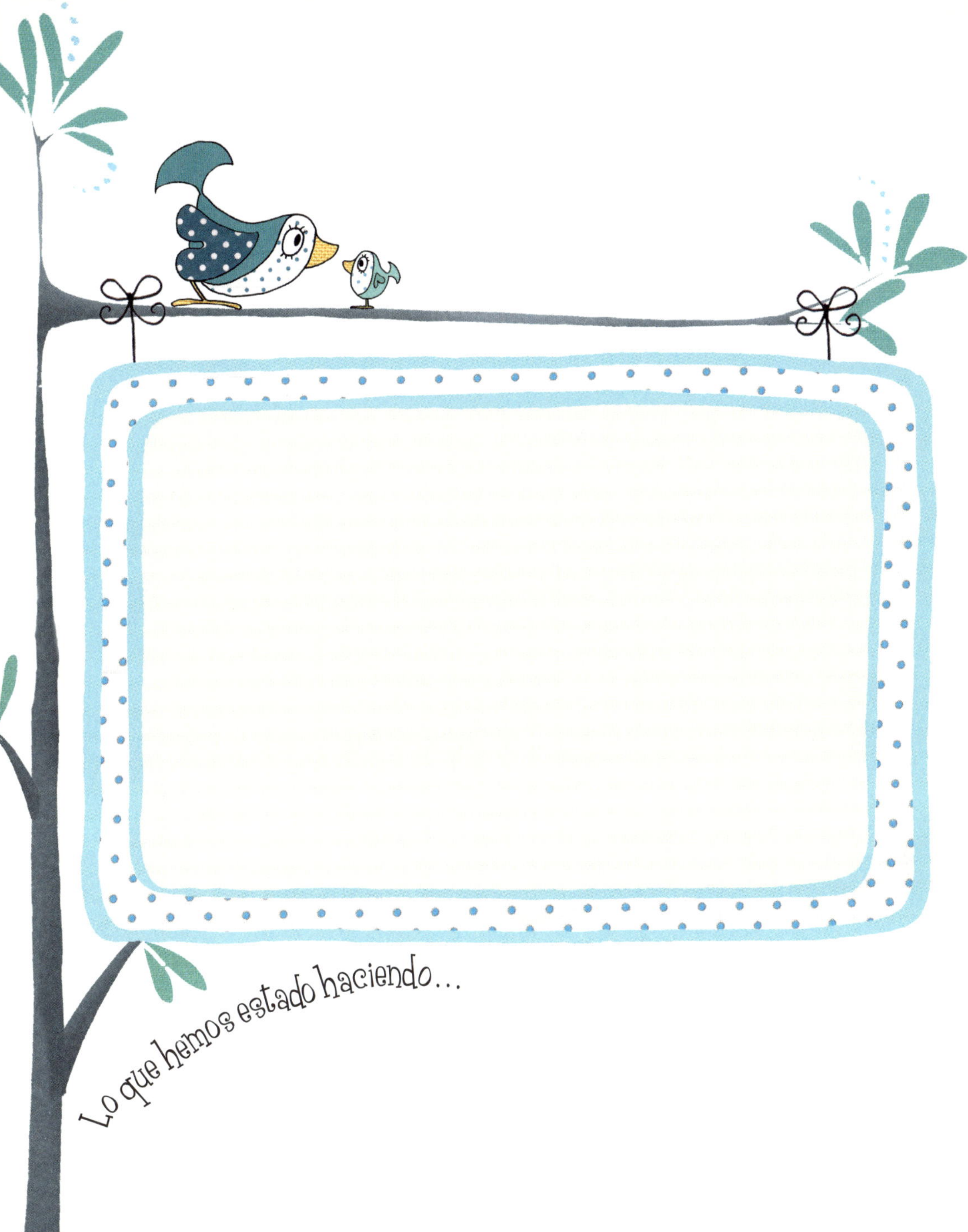
Lo que hemos estado haciendo…

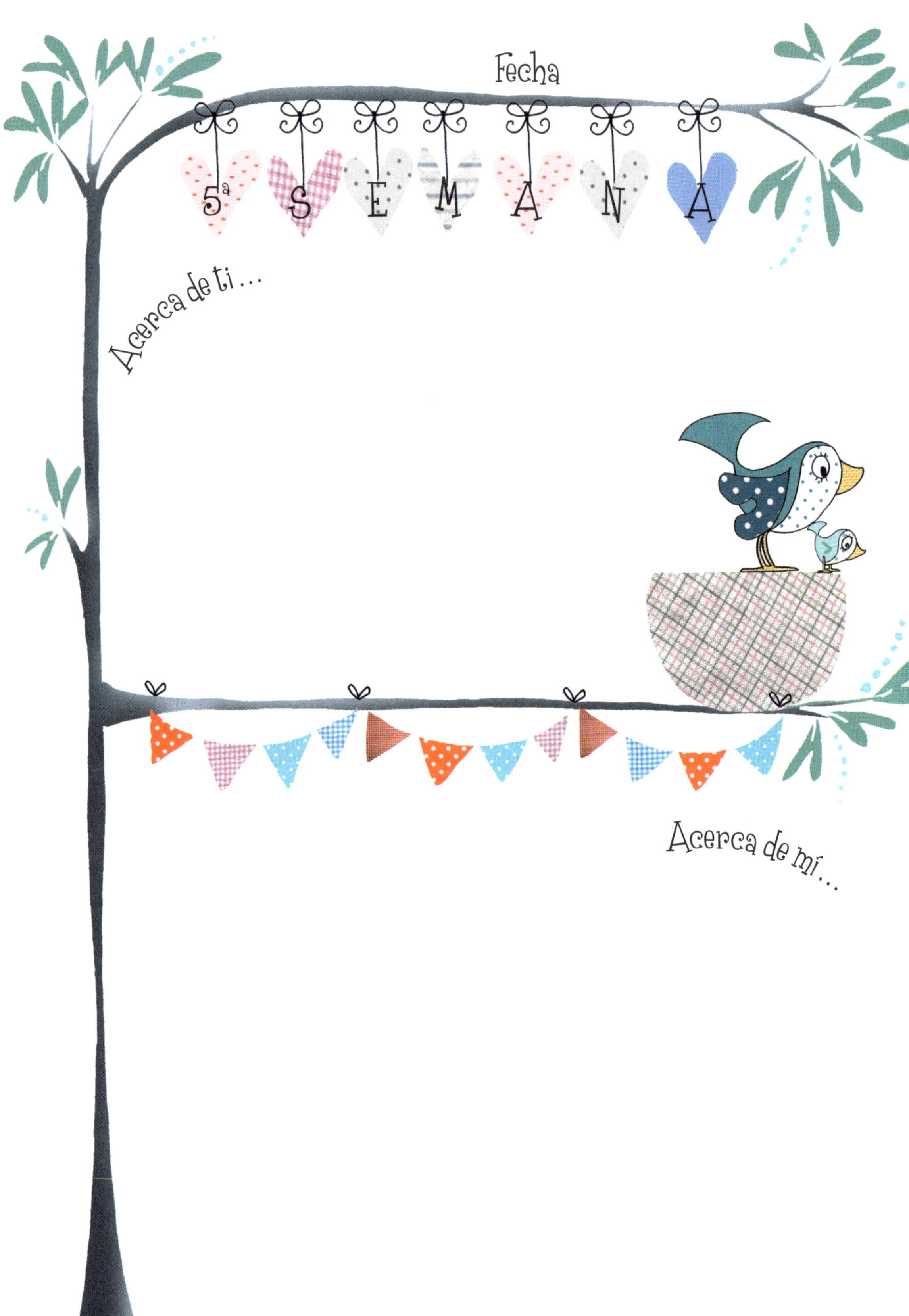
Fecha
5ª SEMANA
Acerca de ti...
Acerca de mí...

Lo que hemos estado haciendo…

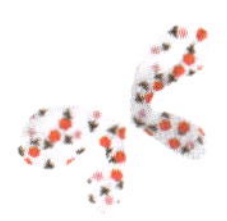

"La sonrisa de un recién nacido es como una estrella en el cielo."

Anónimo

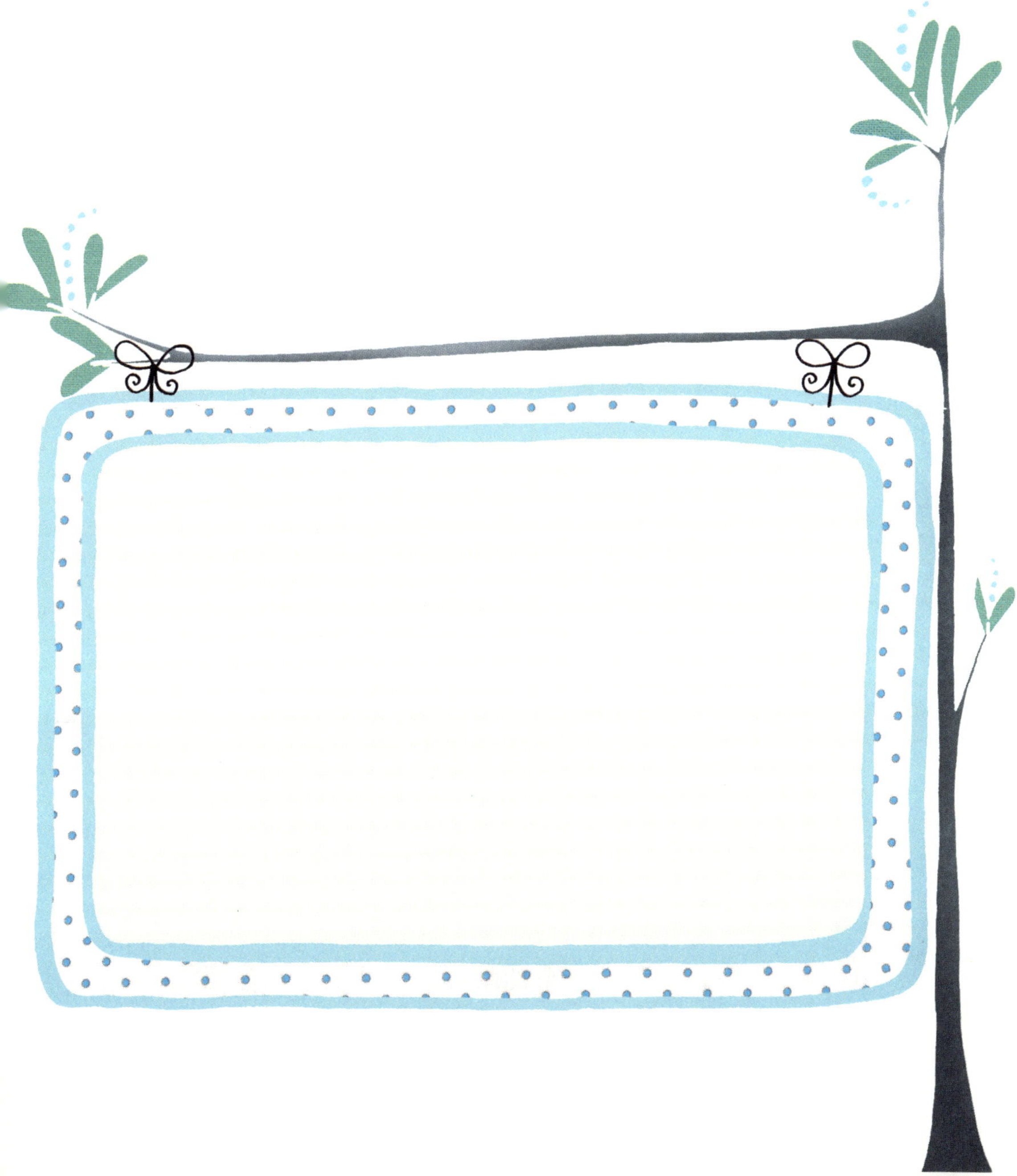

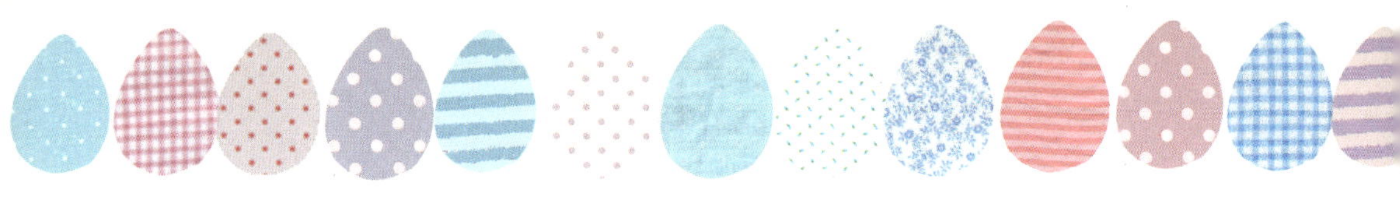

INFORMACIÓN ÚTIL

El pediatra se llama…

Su número de contacto es…

Cosas que debo recordar…

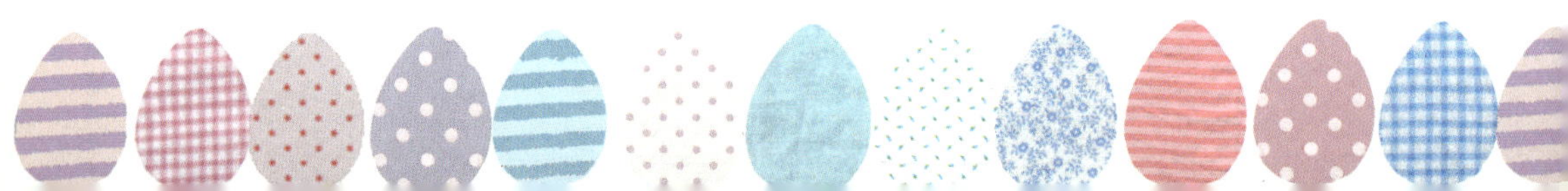

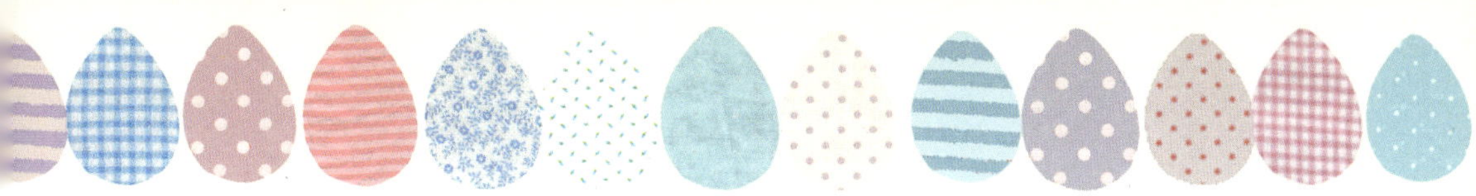

REGALOS ESPECIALES

Estos son algunos de los regalos más especiales que recibiste ...

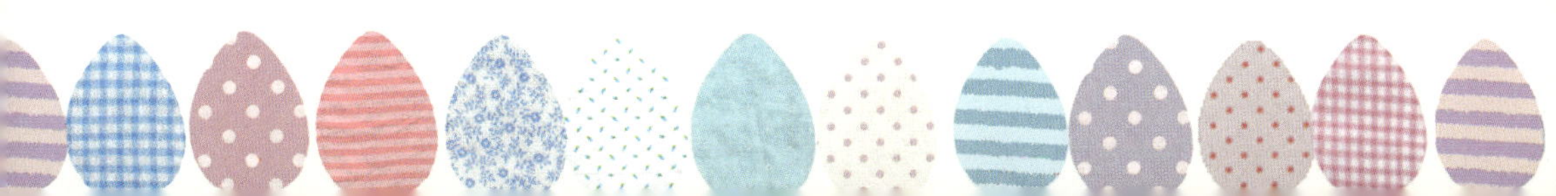

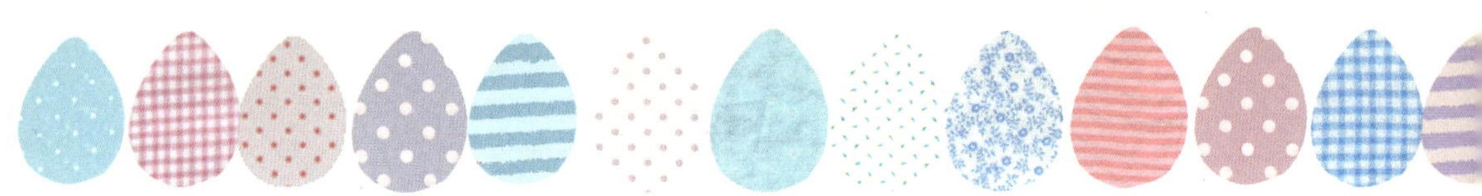

REGALOS ESPECIALES

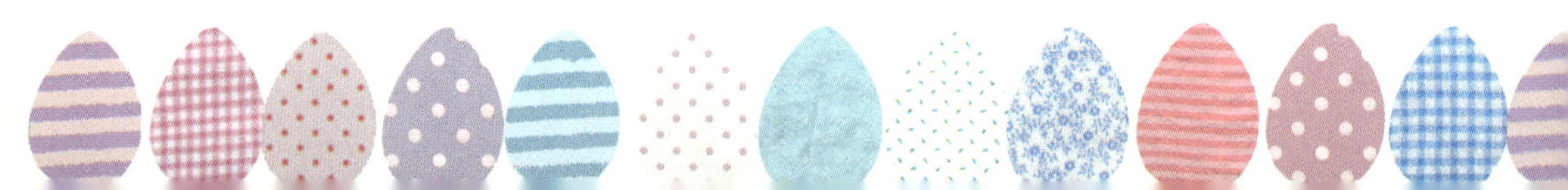

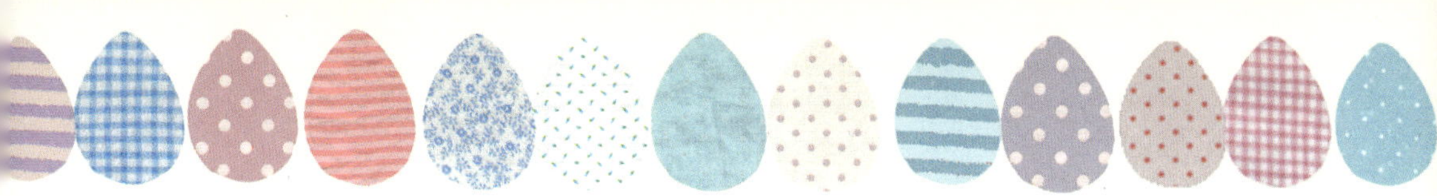

REGALOS ESPECIALES

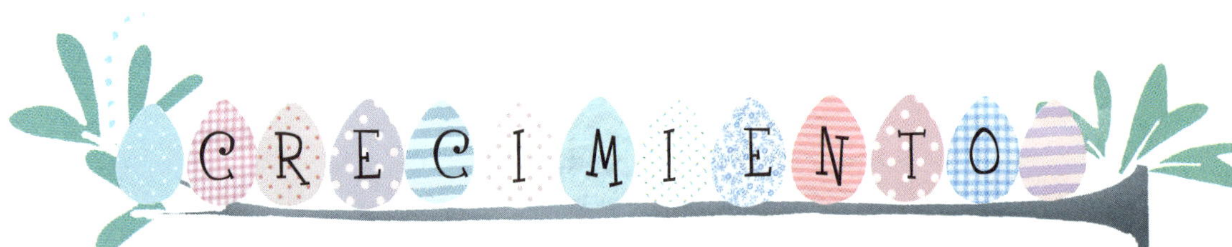

Edad	Peso	Altura
1 mes		
2 meses		
3 meses		
4 meses		
5 meses		
6 meses		
7 meses		
8 meses		
9 meses		
10 meses		
11 meses		
12 meses		

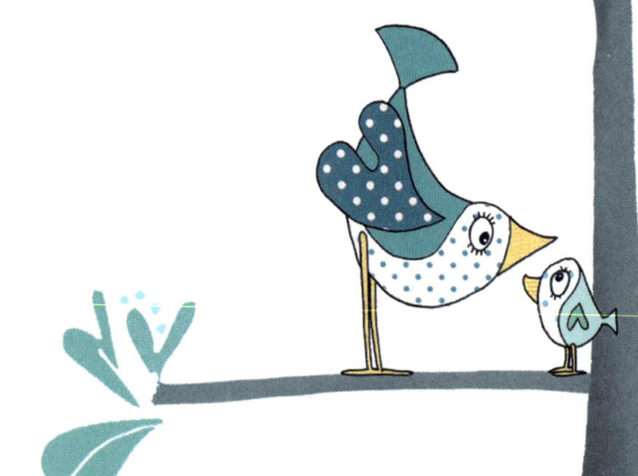

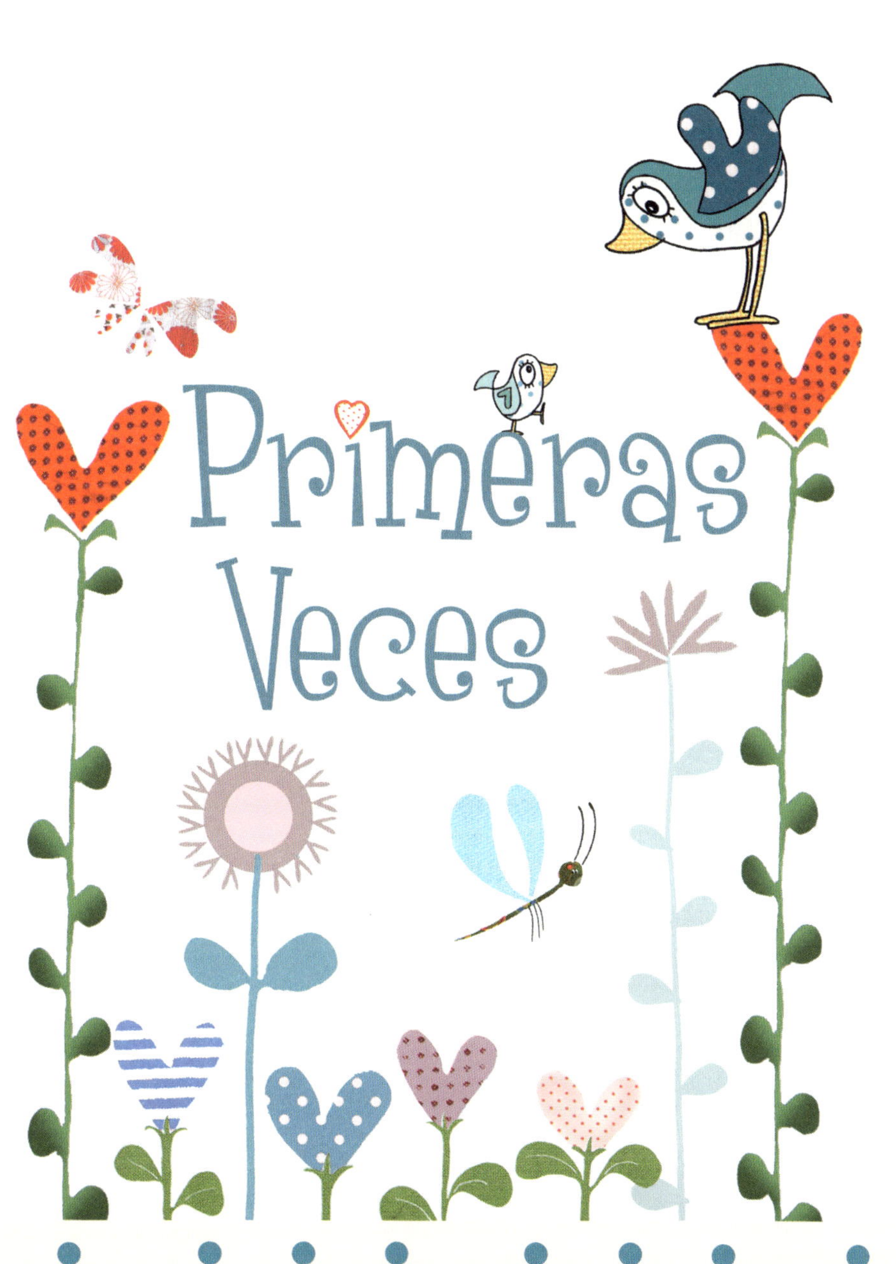
Primeras
Veces

PRIMER BAÑO

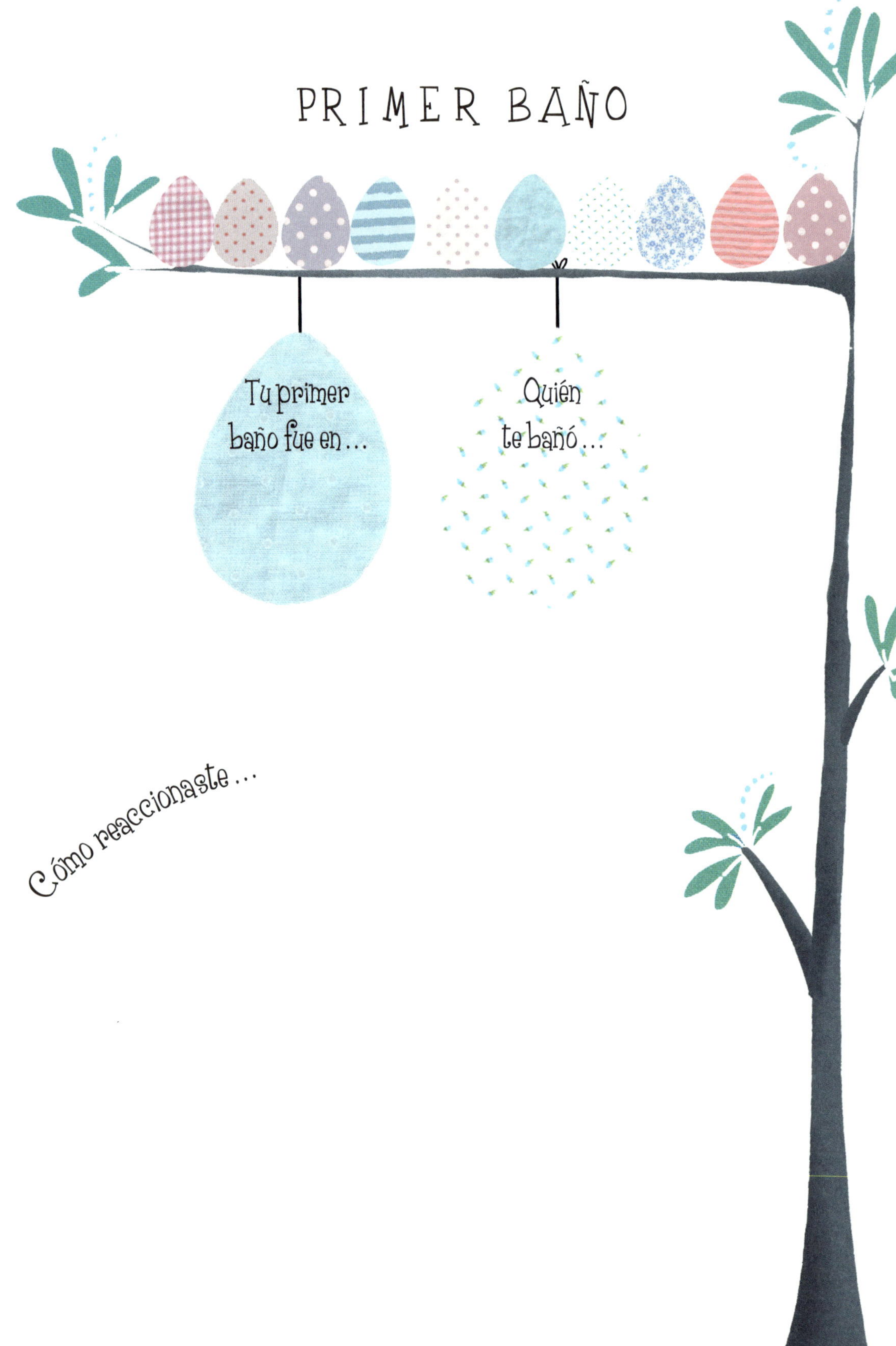

Cómo reaccionaste …

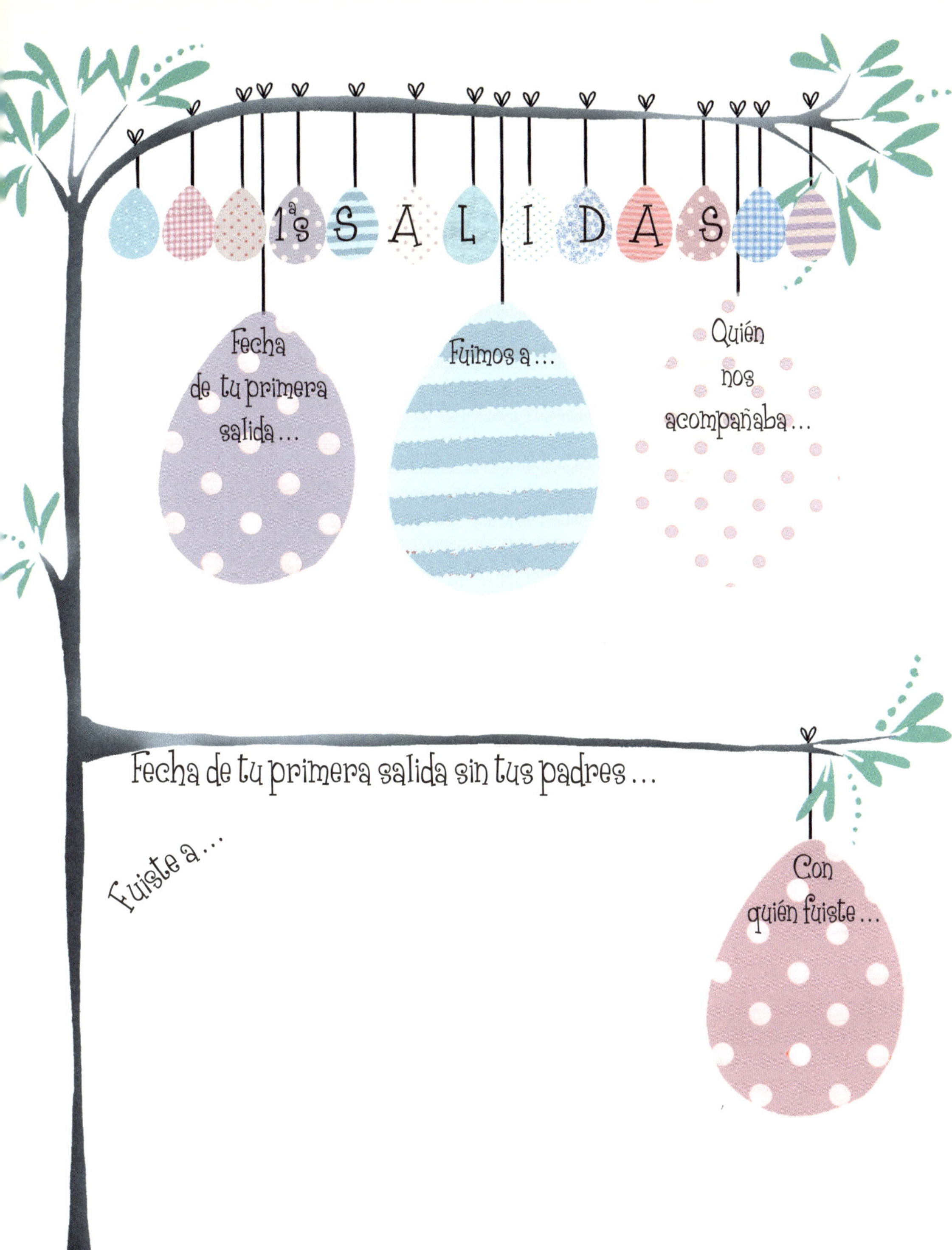

1ªs SALIDAS

Fecha de tu primera salida…

Fuimos a…

Quién nos acompañaba…

Fecha de tu primera salida sin tus padres…

Fuiste a…

Con quién fuiste…

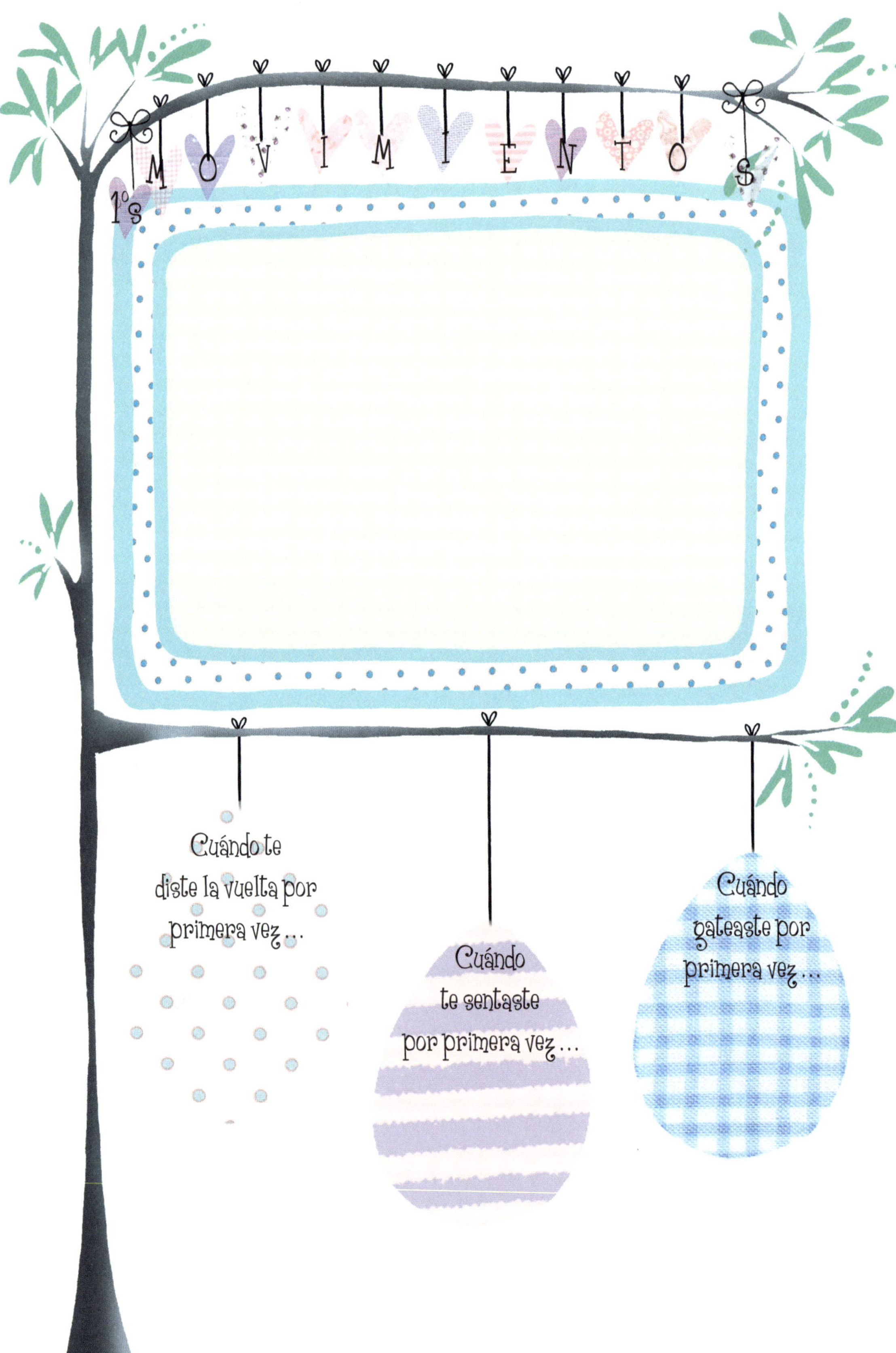
1ºs MOVIMIENTOS
Cuándo te diste la vuelta por primera vez…
Cuándo te sentaste por primera vez…
Cuándo gateaste por primera vez…

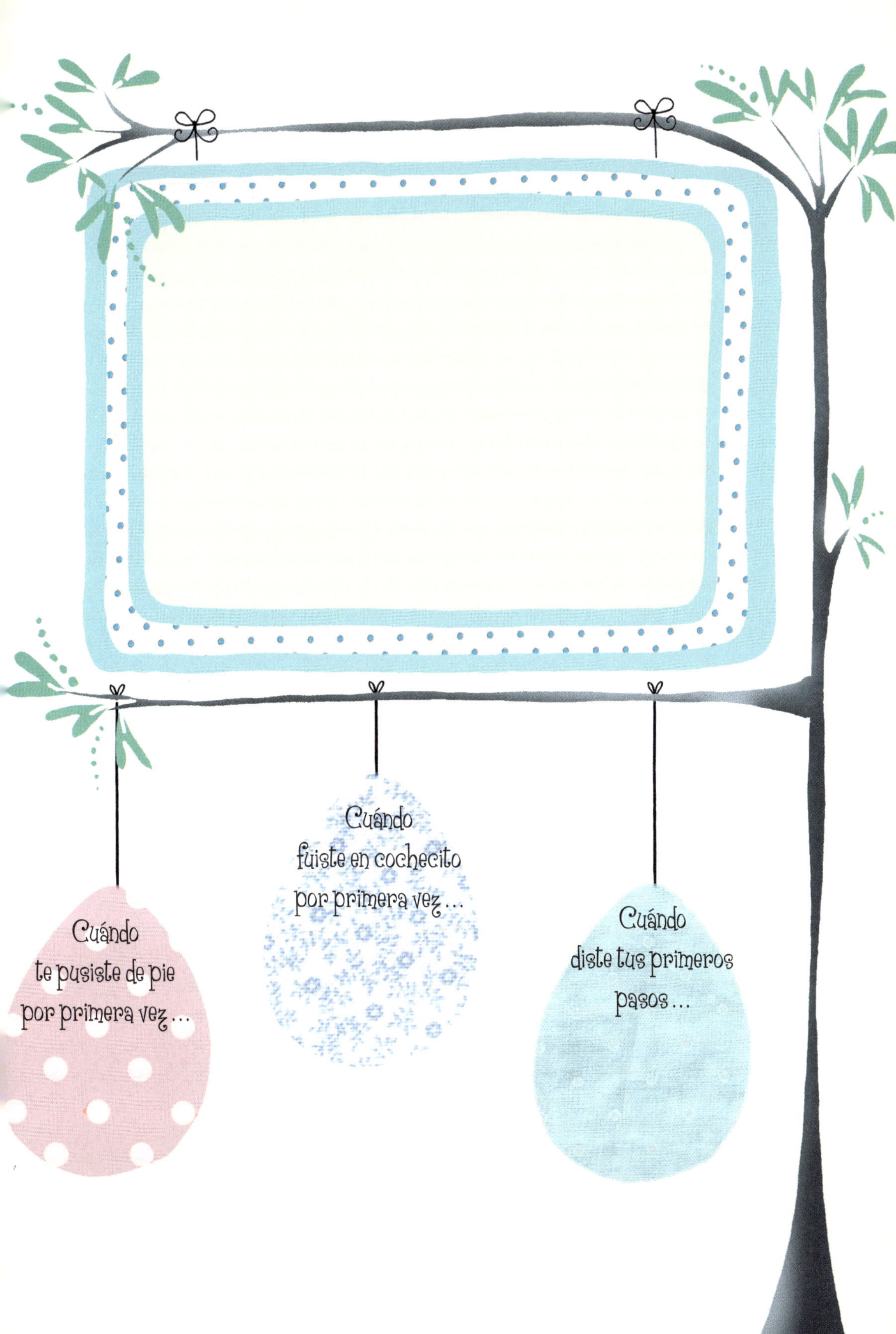
Cuándo
fuiste en cochecito
por primera vez…
Cuándo
te pusiste de pie
por primera vez…
Cuándo
diste tus primeros
pasos…

HORA DE IR A LA CAMA

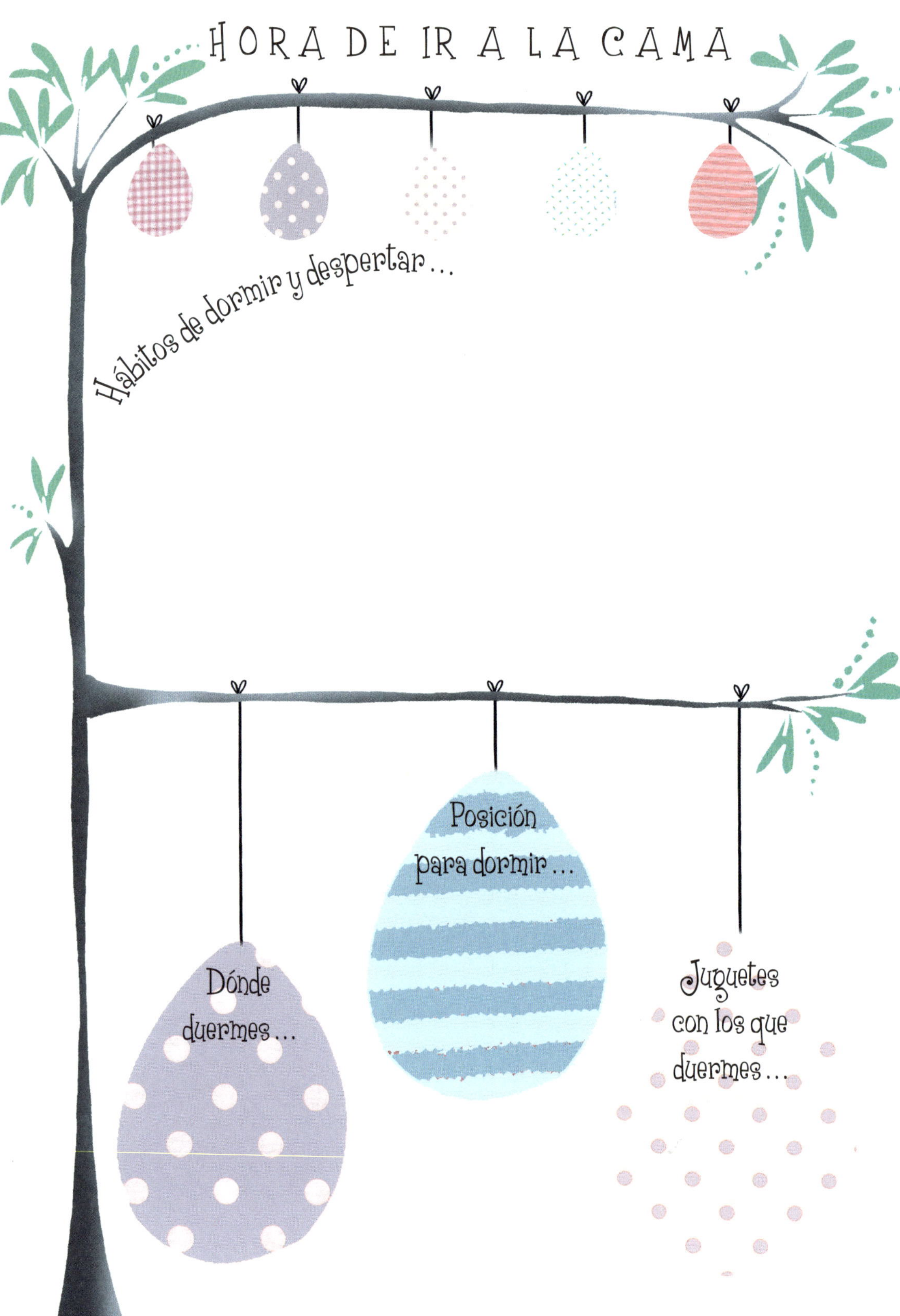

ALIMENTACIÓN

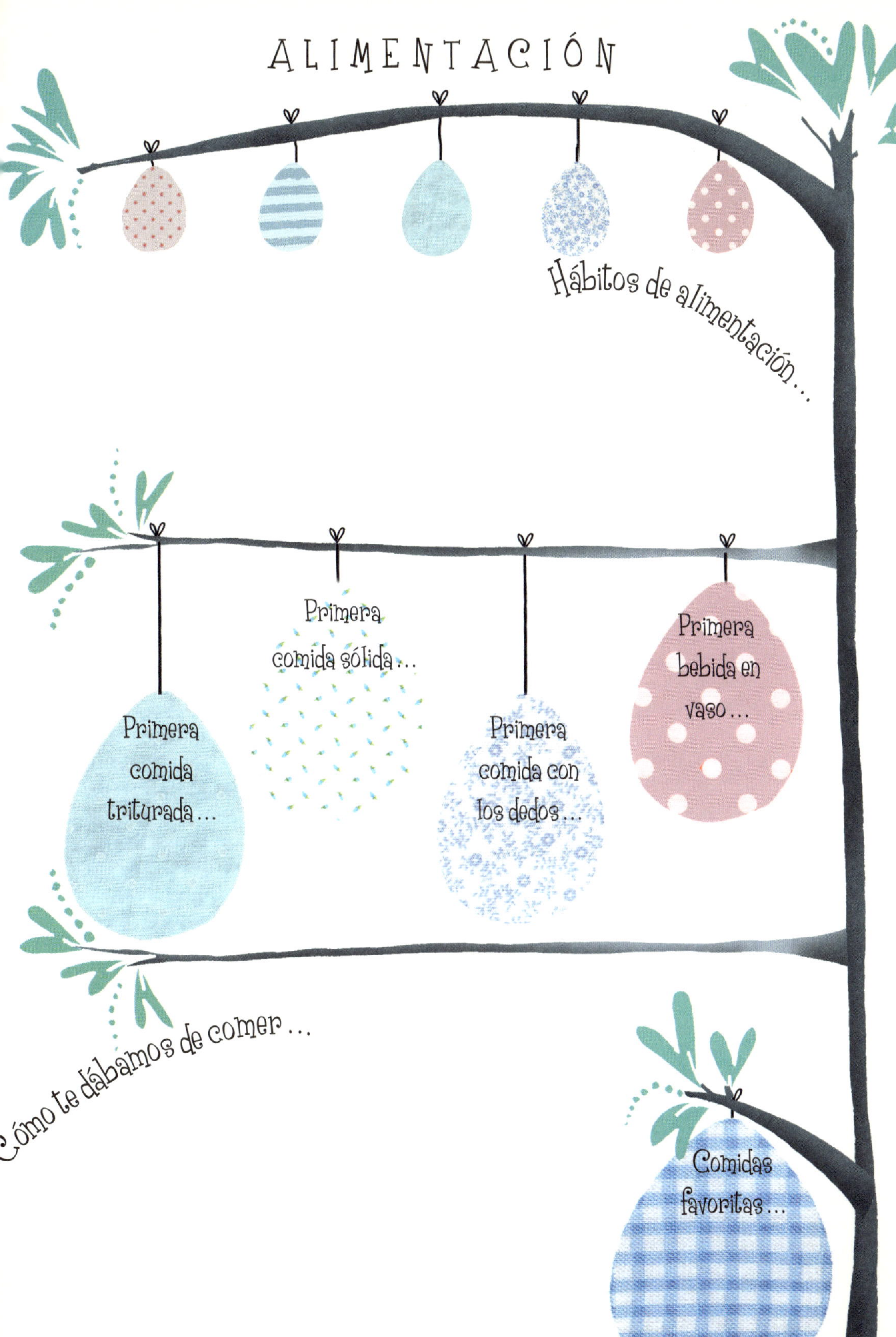

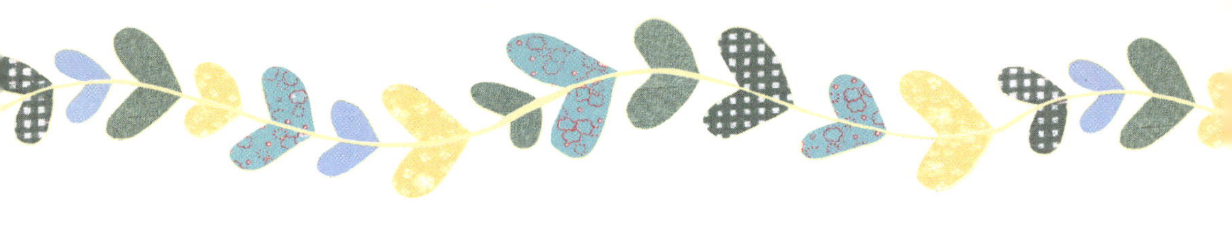

PRIMERA HUELLA DE
TU PIE IZQUIERDO

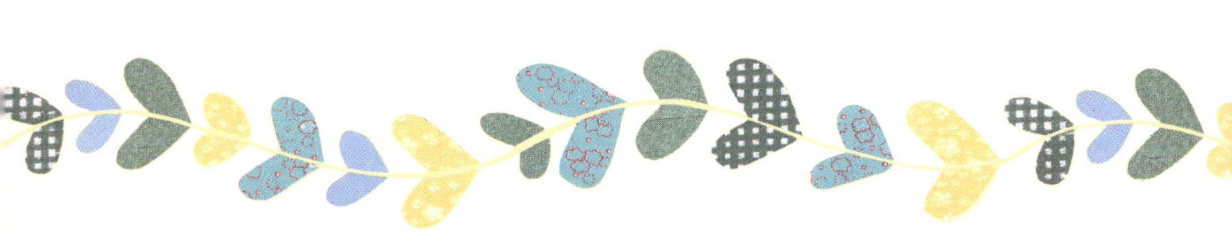

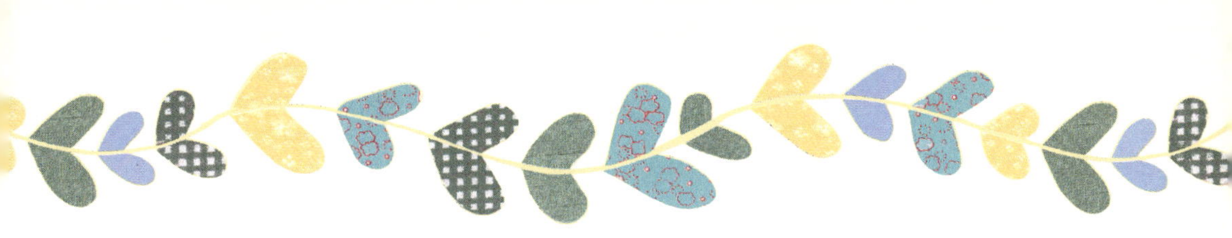

PRIMERA HUELLA DE TU PIE DERECHO

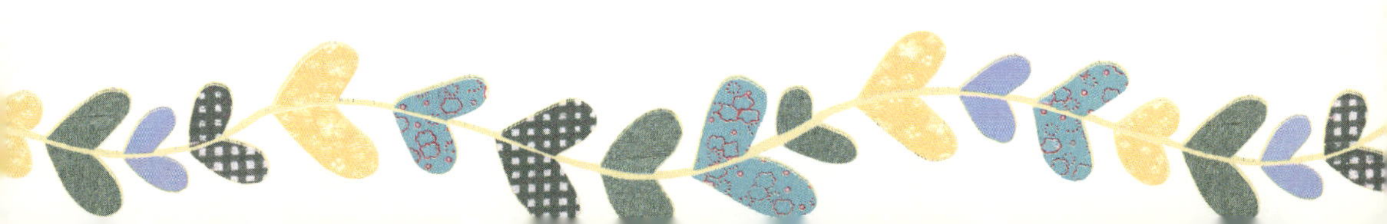

PRIMERAS PALABRAS

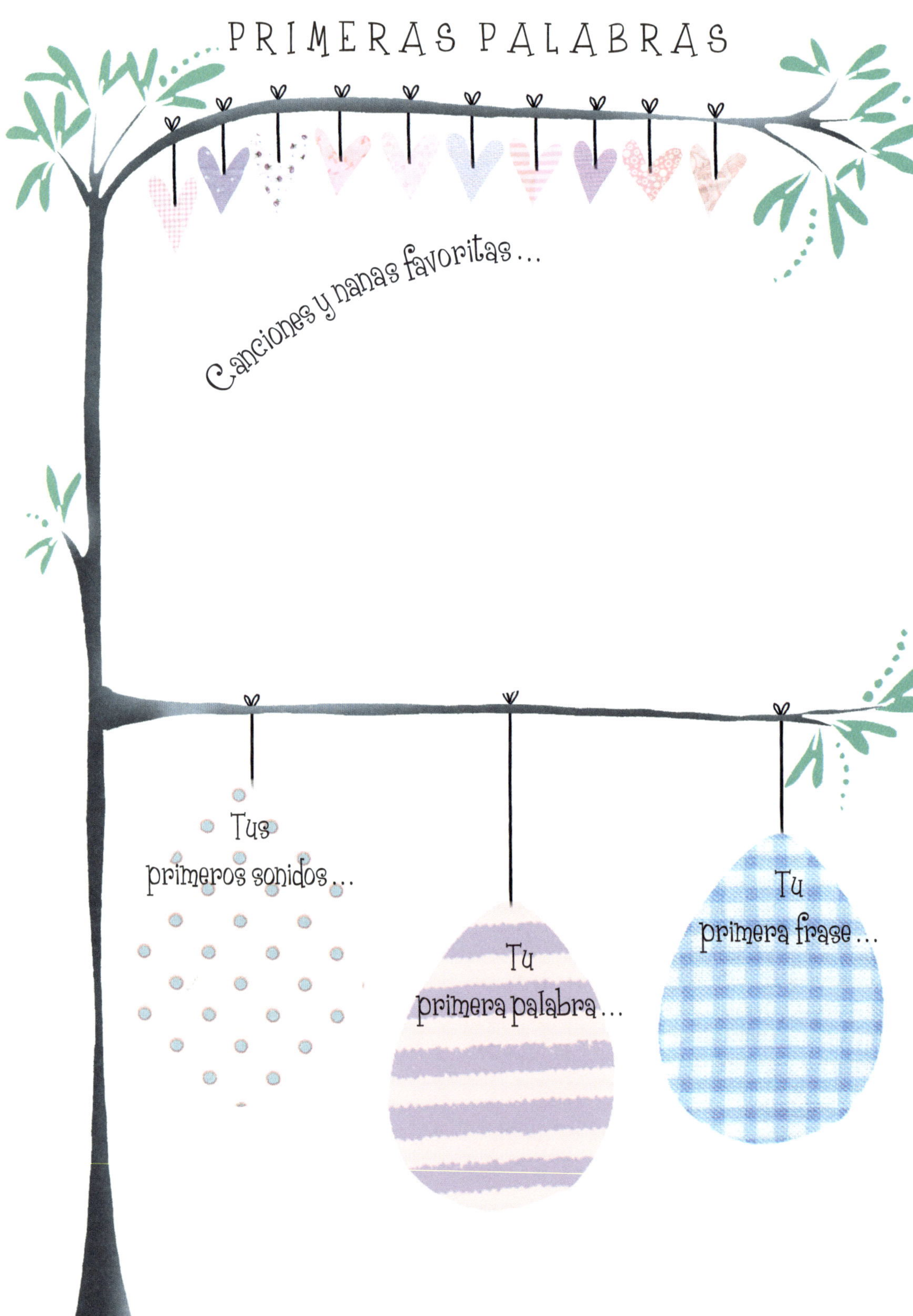

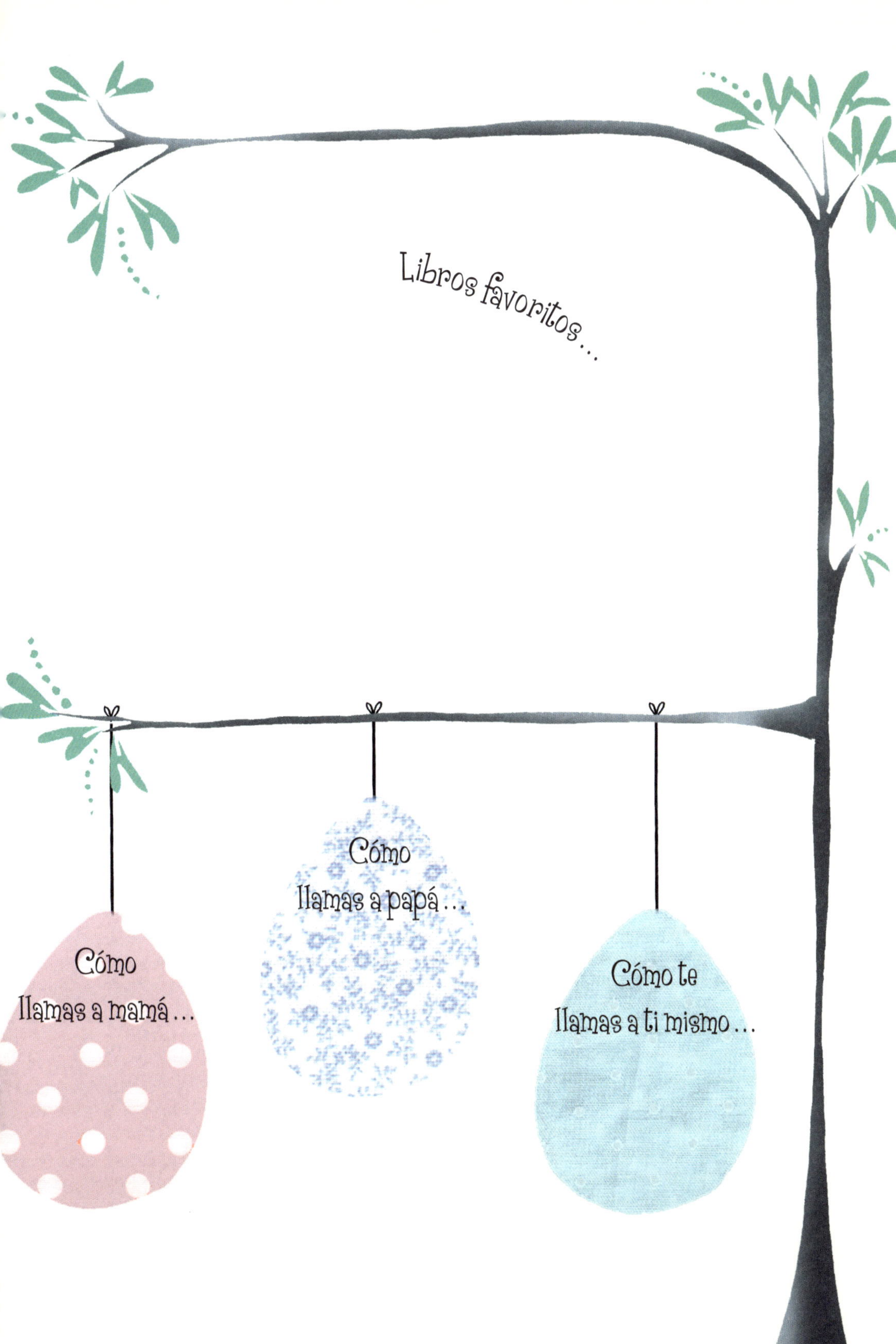
Libros favoritos...
Cómo
llamas a papá...
Cómo
llamas a mamá...
Cómo te
llamas a ti mismo...

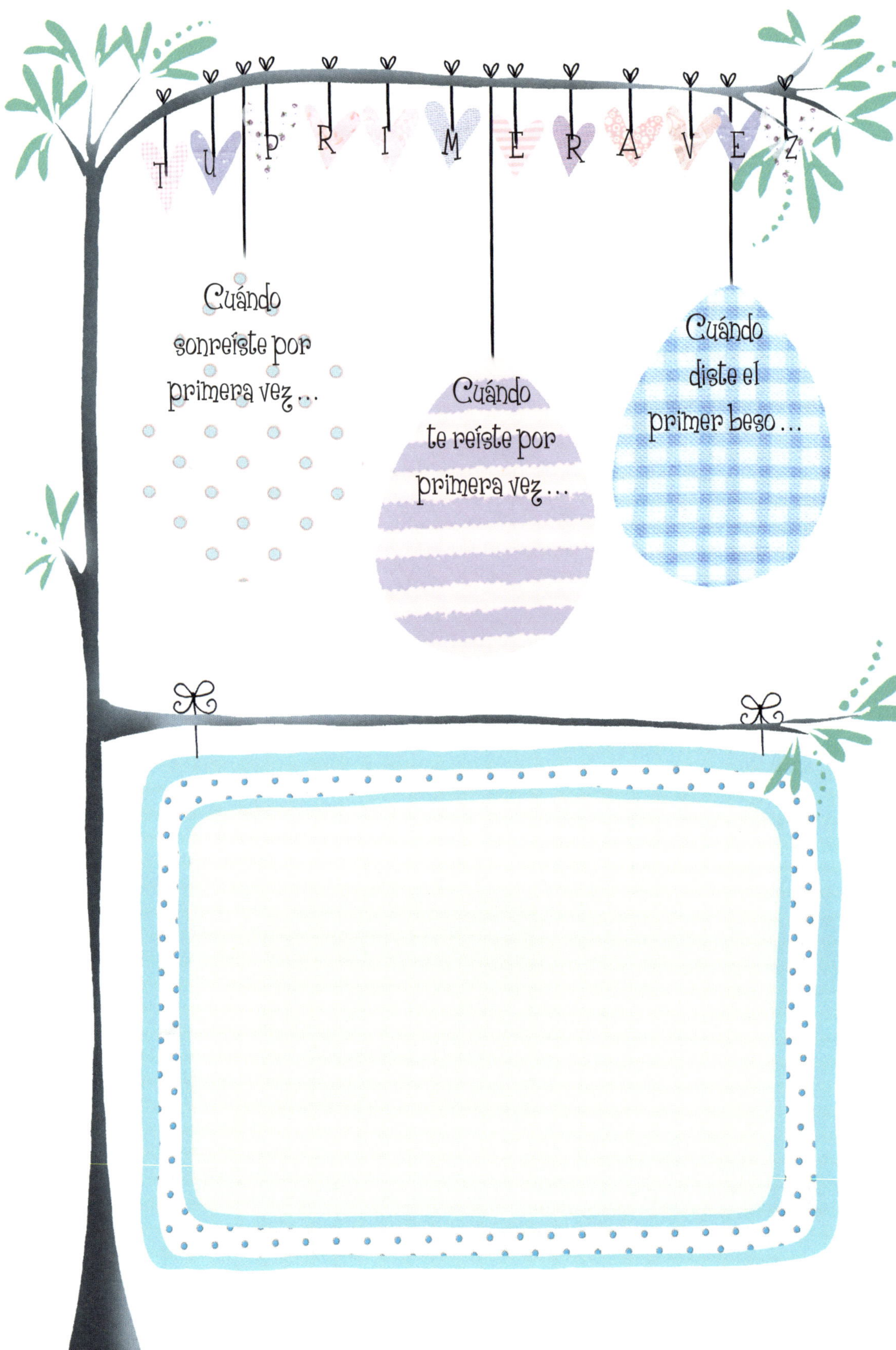
TU PRIMERA VEZ
Cuándo sonreíste por primera vez…
Cuándo te reíste por primera vez…
Cuándo diste el primer beso…

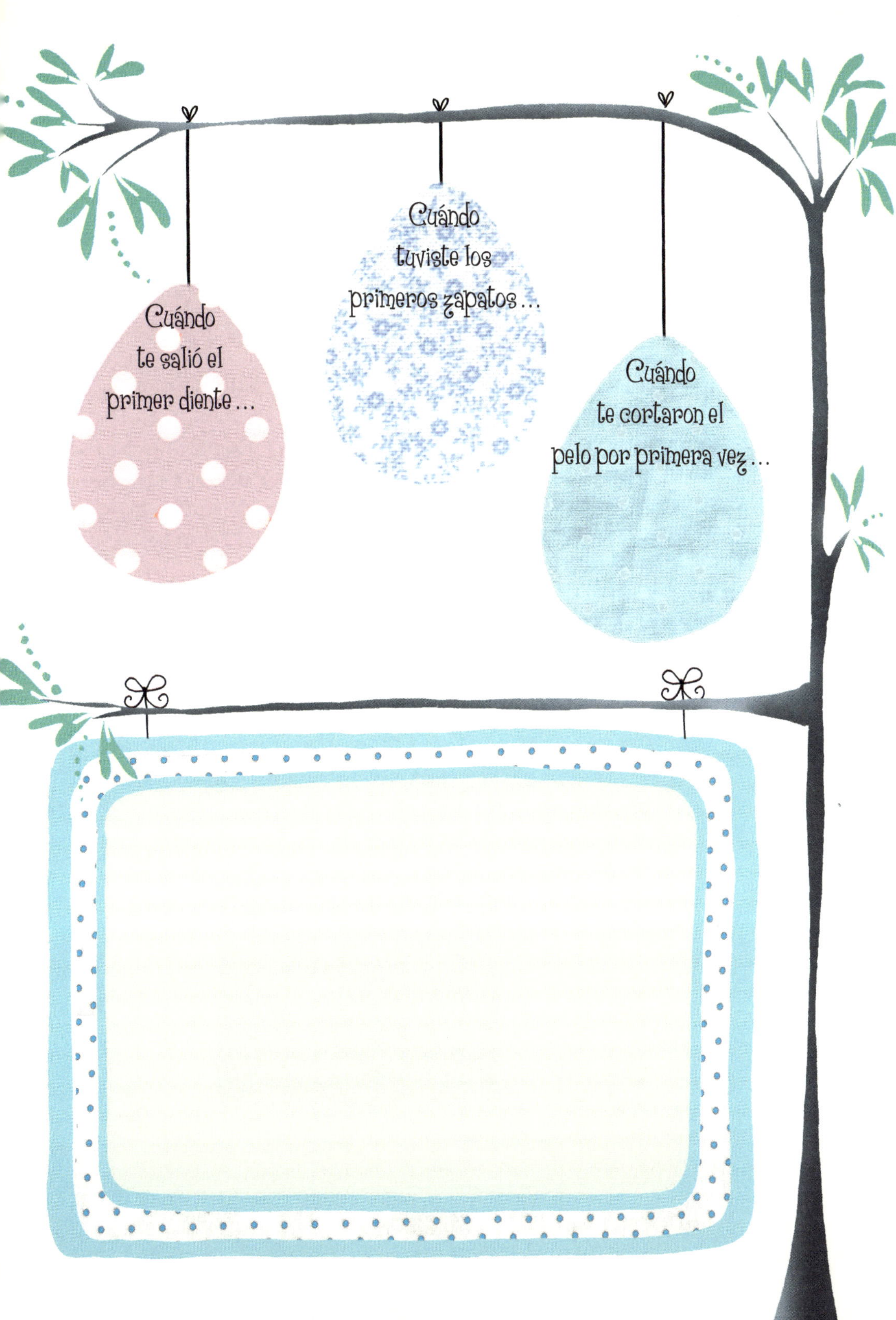
Cuándo
te salió el
primer diente…
Cuándo
tuviste los
primeros zapatos…
Cuándo
te cortaron el
pelo por primera vez…

Quién
estaba allí...

Dónde
estábamos...

Qué
comiste...

PRIMERAS NAVIDADES

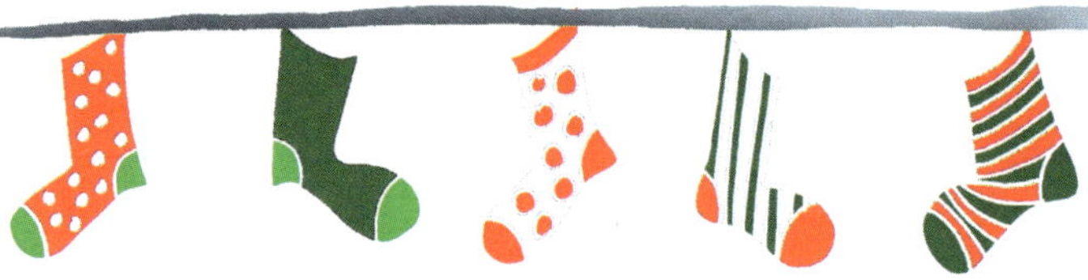

Qué hicimos...

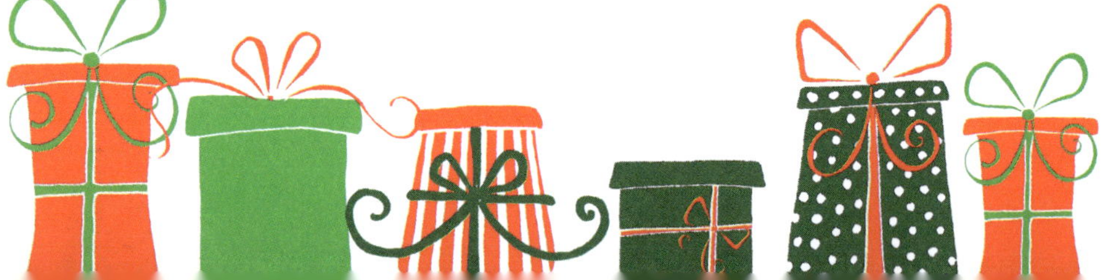

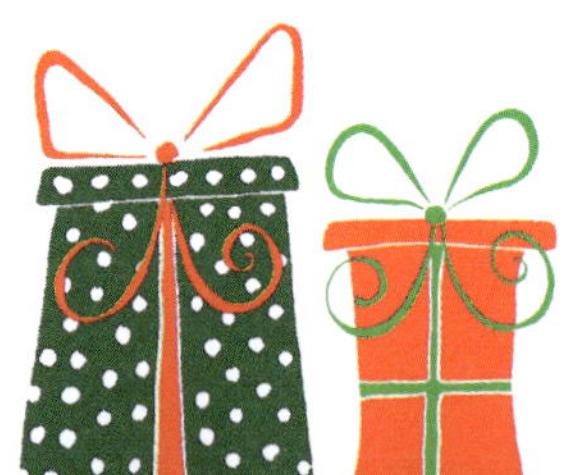

Algunos de tus regalos...

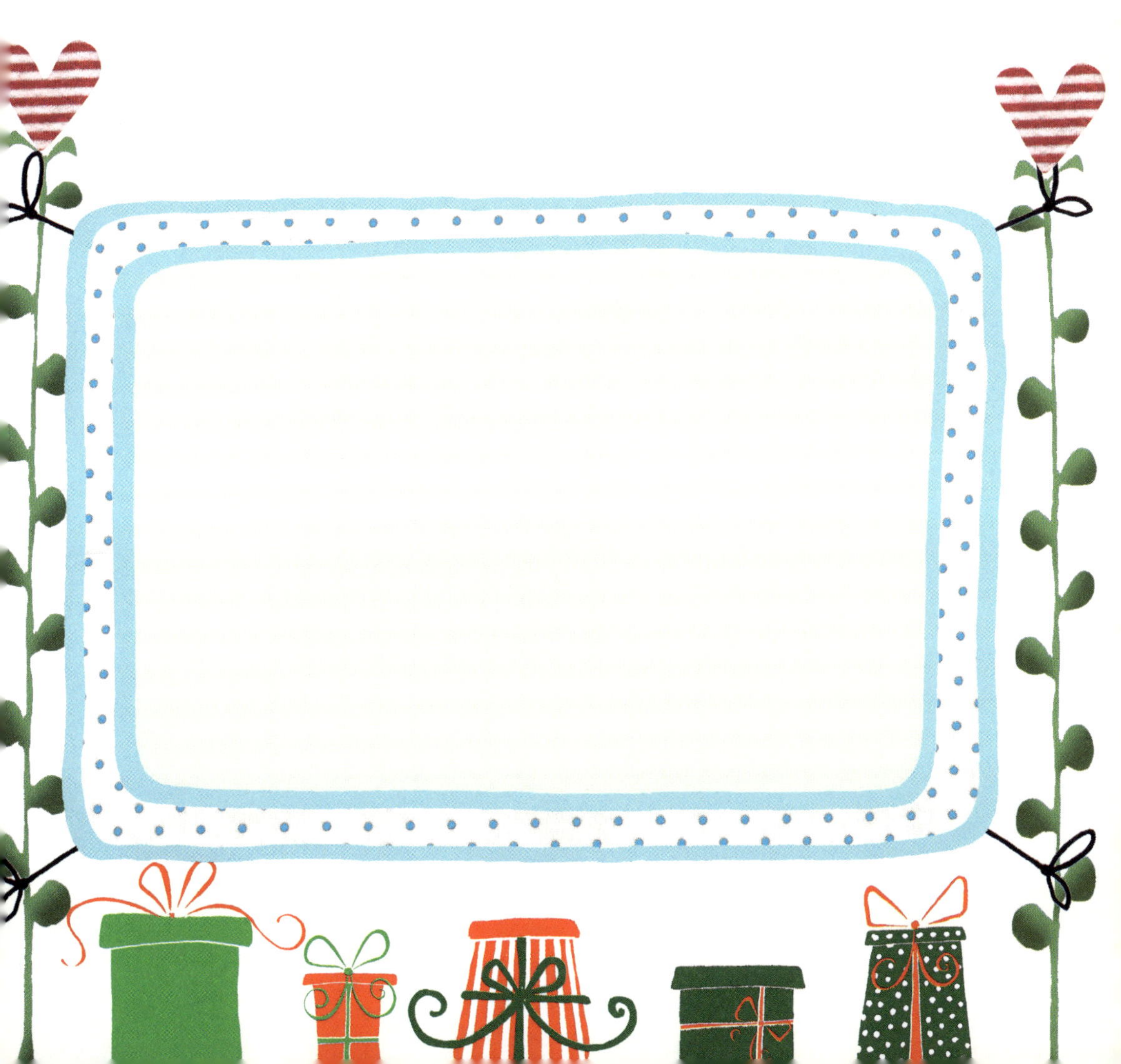

PRIMERAS VACACIONES

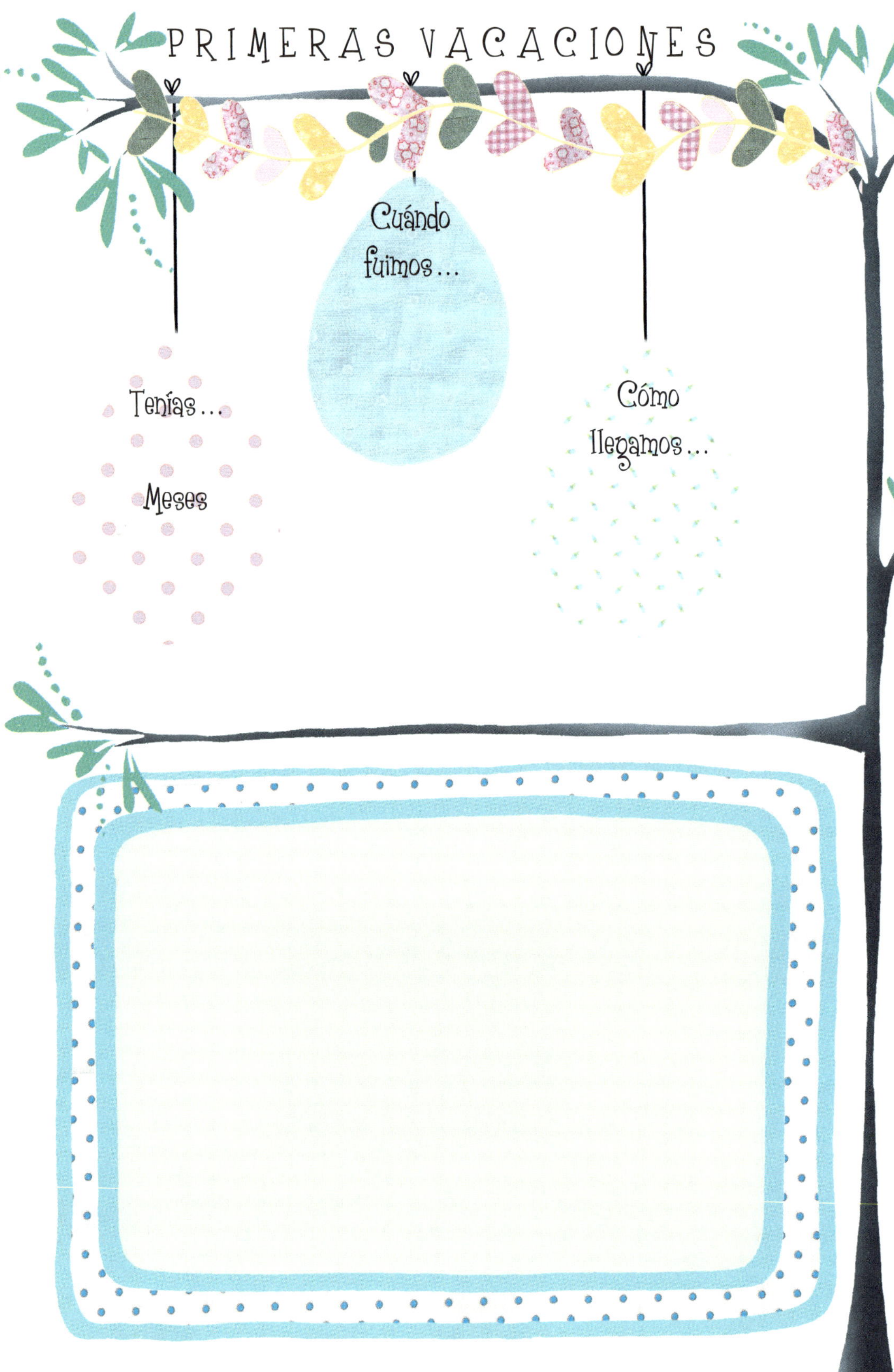

Dónde fuimos…

Cómo te lo pasaste …

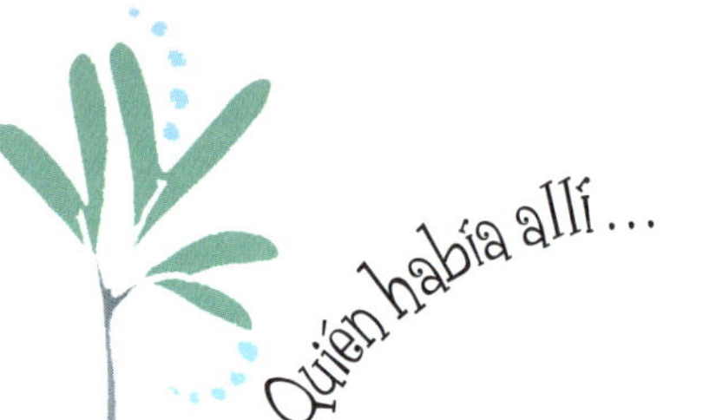

Quién había allí...

PRIMER CUMPLEAÑOS

Qué hicimos por tu primer cumpleaños...

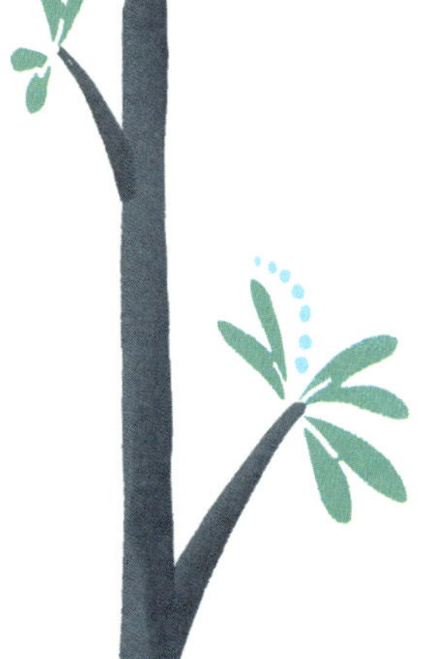

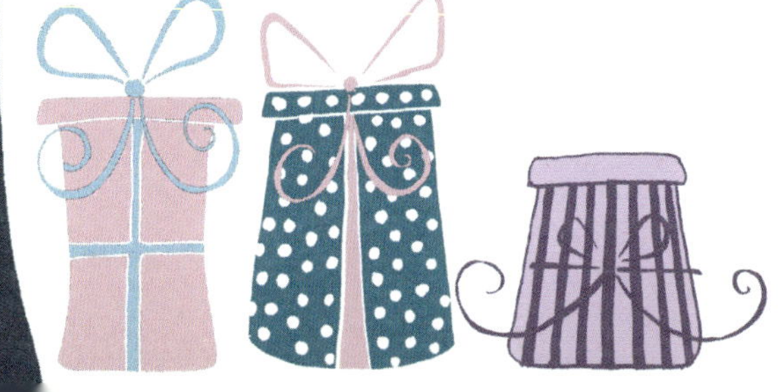

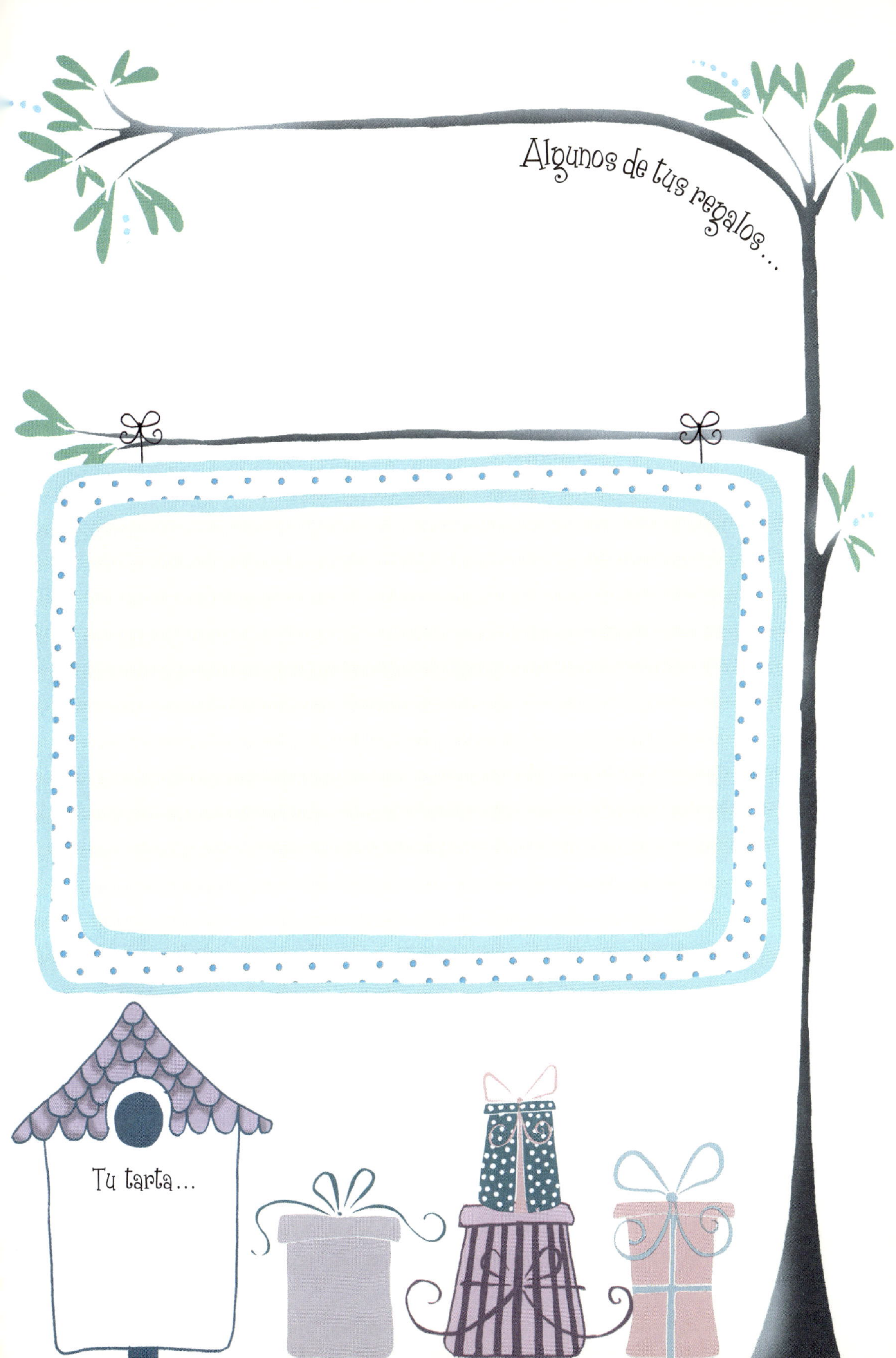
Algunos de tus regalos...
Tu tarta...

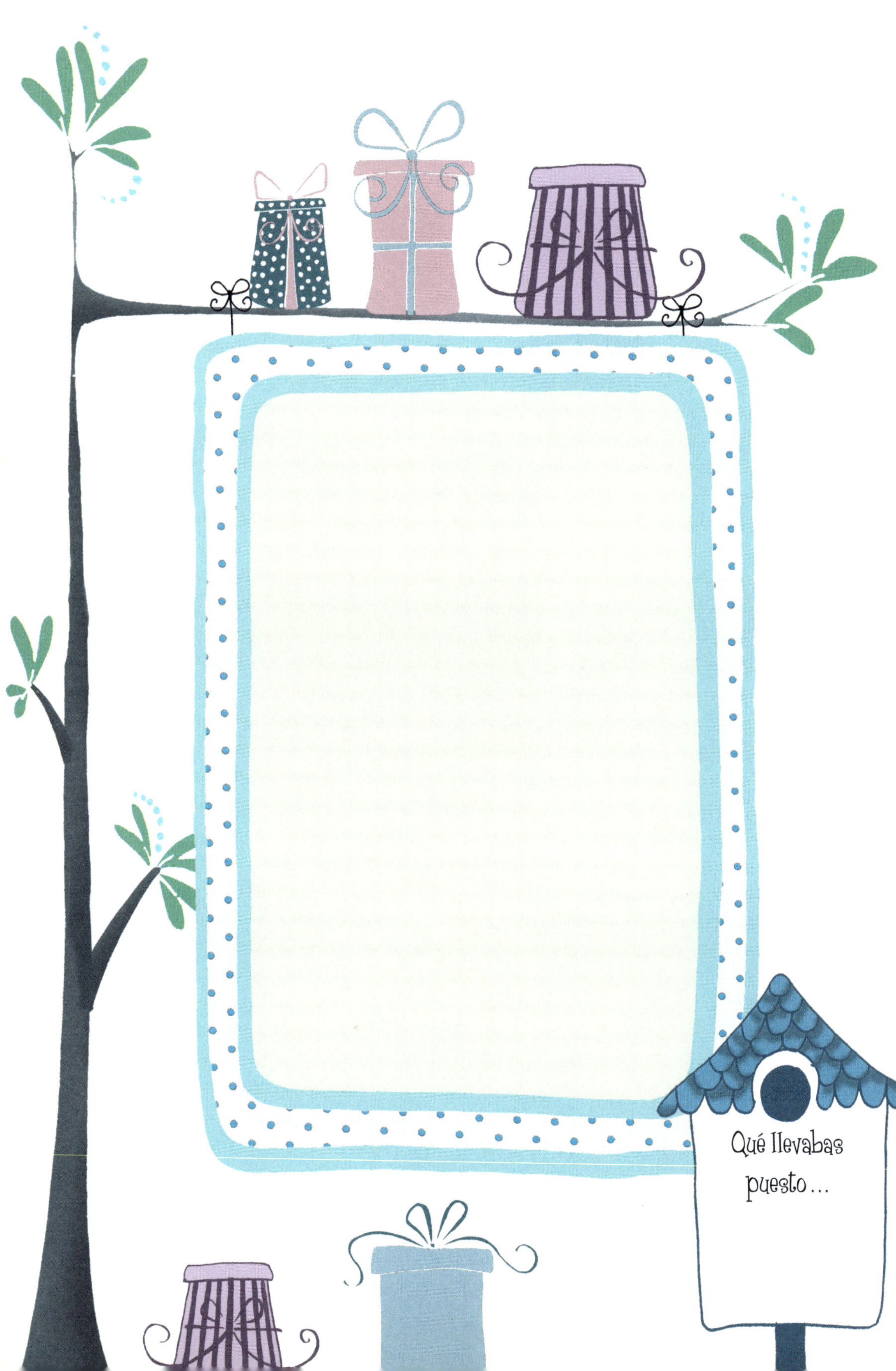
Qué llevabas puesto...

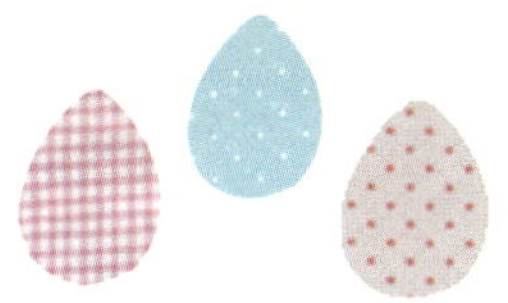

"Hay dos legados duraderos que
podemos dar a nuestros hijos.
Uno son nuestras raíces,
y el otro son alas."

Hodding Carter

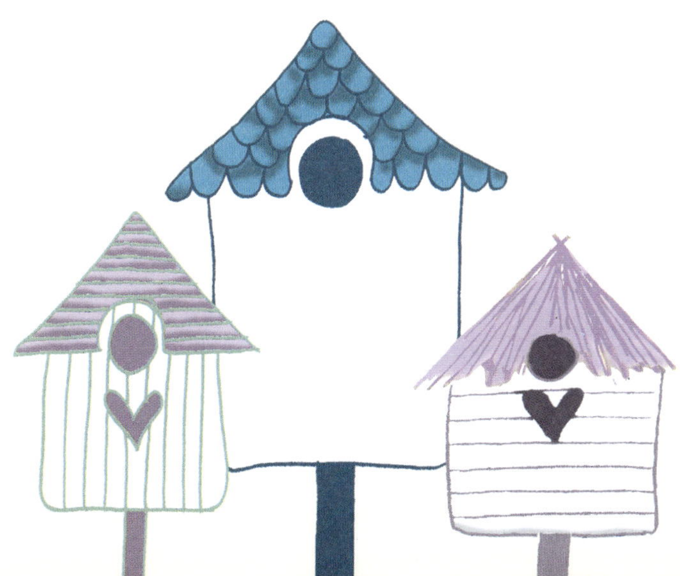

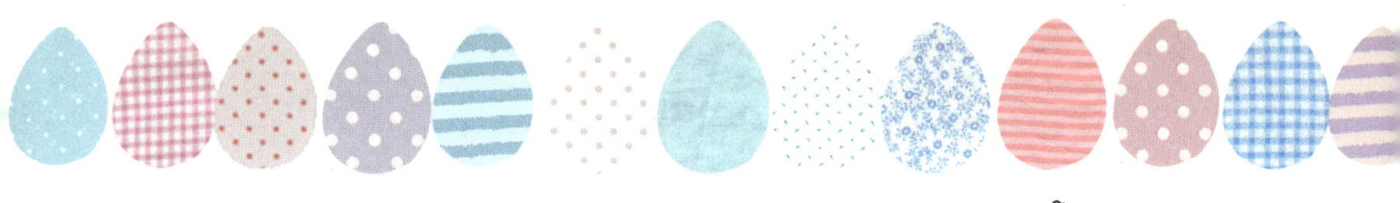

YA TIENES UN AÑO

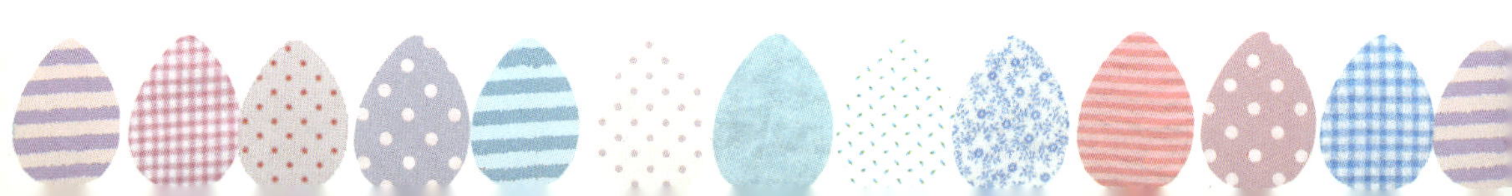

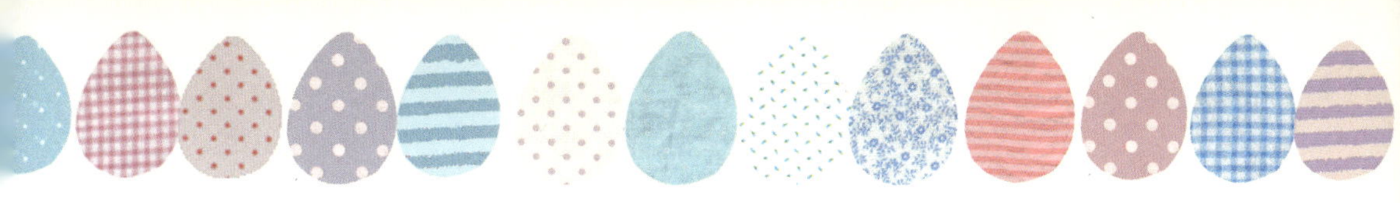

Y FINALMENTE

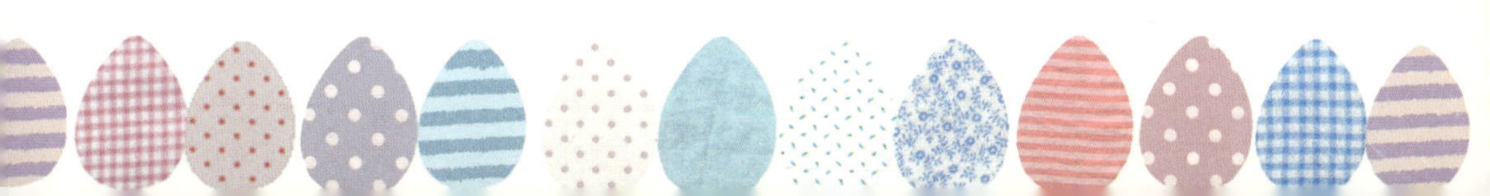

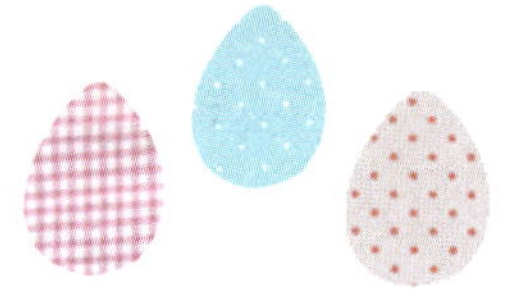

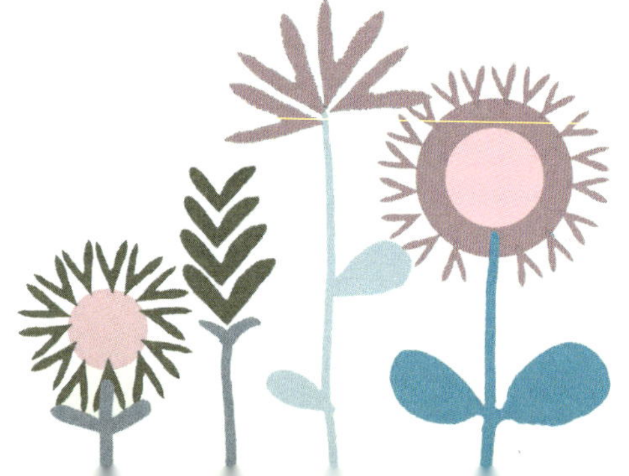

Cuéntame mamá - tu embarazo y mi primer año

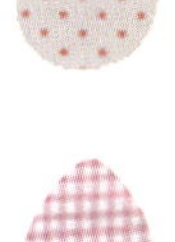

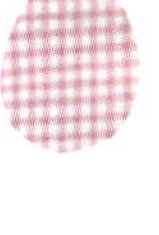

Publicado originalmente en el Reino Unido por *from you to me* en septiembre de 2012

© 2012 Título original: Bump to Birthday™
from you to me Ltd
The Old Brewery
Newtown
Bradford on Avon
Wiltshire, BA15 INF
UK
hello@fromyoutome.com
www.JournalsOfALifetime.com

2015 Traducción: Cuéntame mamá®
Editorial Cuéntame tu vida SL
Segunda edición: junio 2016
C/Josep María Sert 38
08173 Sant Cugat del Vallès (Barcelona)
ESPAÑA
info@cuentametuvida.com
www.cuentametuvida.com

ISBN 978-1-907048-91-3
Depósito Legal B 16919-2015

Diseñado y escrito en el Reino Unido por Helen Stephens.

Hemos respetado al máximo todo el material original incluido. Pedimos disculpas si hemos cometido algún error. Estamos dispuestos a hacer los cambios pertinentes en futuras ediciones.

El papel utilizado para la impresión de este libro es 100% libre de cloro y está calificado como papel ecológico según el estándar FSC.

Impreso en España
LIBERDÚPLEX SL
Ctra. BV 2249 km 7,4
Polígon Torrenfondo
08791 St Llorenç D'Hortons
Barcelona

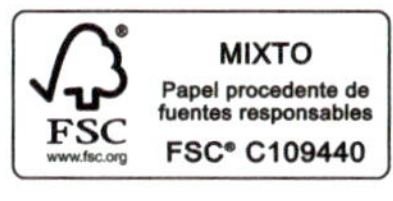

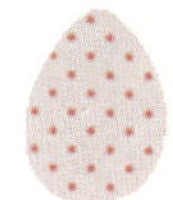

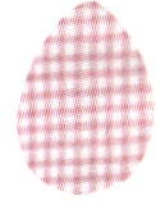

Publicado por from you to me ltd

Comparte las cosas que realmente importan . . .
Comparte tus historias en info@cuentametuvida.com

Títulos en castellano:
Querida mamá
Querido papá
Querida abuela
Querido abuelo
Cuéntame mamá® - tu embarazo y mi primer año
Nuestra Historia™ - para mi hija
Nuestra Historia™ - para mi hijo

Títulos en catalán:
Estimada mare
Estimat pare
Estimada àvia
Estimat avi
Explica´m mare™ - el teu embaràs i el meu primer any
La Nostra Història™ - per a la meva filla
La Nostra Història™ - per al meu fill

Títulos en inglés:
Dear Mum, from you to me
Dear Dad, from you to me
Dear Grandma, from you to me
Dear Grandad, from you to me
Bump to Birthday® - pregnancy and first year journal
Our Story - for my daughter
Our Story - for my son

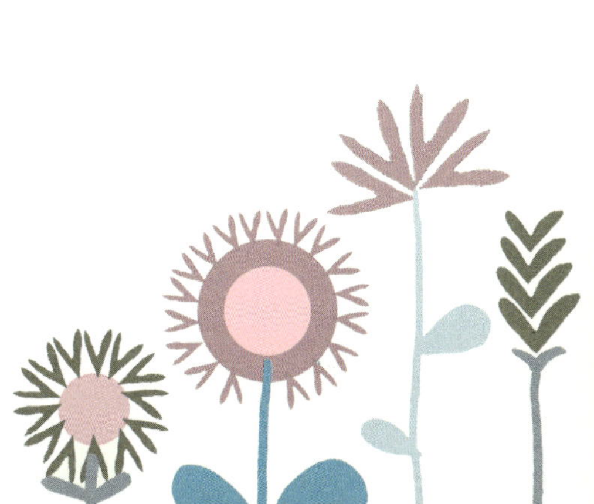

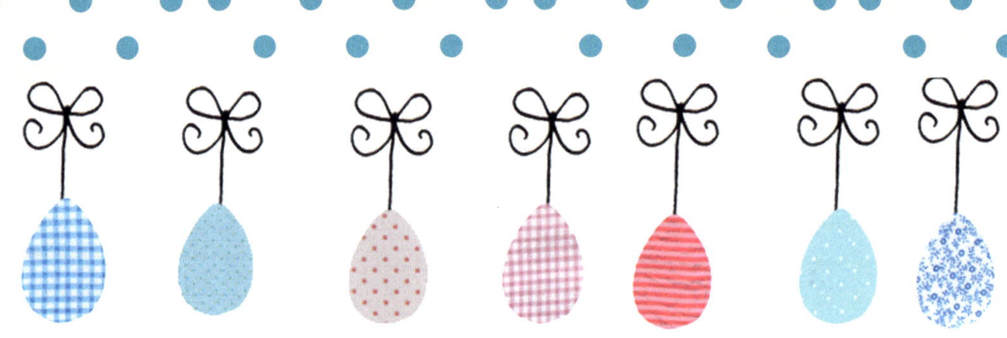

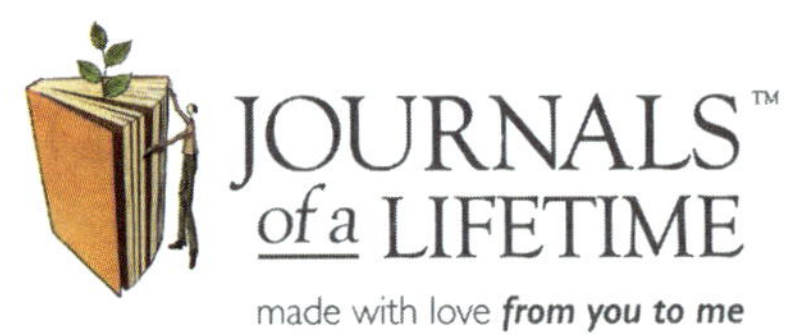

JournalsOfALifetime.com

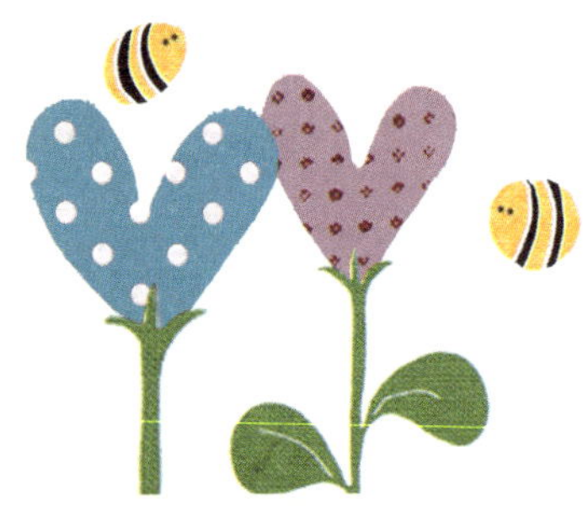

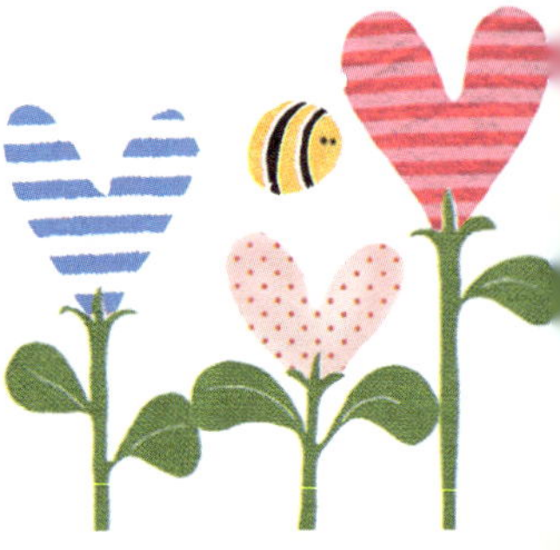